SPRINGER-VERLAG · BERLIN · GÖTTINGEN · HEIDELBERG

Hefte zur Unfallheilkunde

Zuletzt erschienen

Heft 64: **Die stumpfen Bauchverletzungen. Ihre Erkennung, Behandlung und Begutachtung.** Von Dr. med. habil. WERNER GEISTHÖVEL, Chefarzt der Chirurgischen Abteilung des St. Bernwards-Krankenhauses Hildesheim, und Dr. med. RUPERT ZIMMERMANN, Assistent der Klinik. IV, 85 Seiten Gr.-8°. 1960. DM 17,60

Heft 65: **Operierte geschlossene intraperitoneale Organverletzungen** (sog. stumpfe Bauchverletzungen). Erfahrungsberichte aus den Österreichischen Unfallkrankenhäusern über 383 Fälle mit positivem Befund von Dr. J. BÖHLER, Linz, Dr. M. GERGEN, Graz, Dr. B. LEITNER, Wien, Dr. E. LENER, Salzburg, Dr. L. MONSZPART, Linz, Dr. J. POIGENFÜRST, Wien, Dr. H. R. SCHÖNBAUER, Wien. Mit einem Geleitwort von Professor Dr. LORENZ BÖHLER, Wien. Mit 5 Abbildungen. IV, 72 Seiten Gr.-8°. 1960. DM 16,80

Heft 66: **Verhandlungen der Deutschen Gesellschaft für Unfallheilkunde, Versicherungs-, Versorgungs- und Verkehrsmedizin.** XXIV. Tagung am 30. und 31. Mai und am 1. Juni 1960 in Lindau. Im Auftrage des Vorstandes herausgegeben von Professor Dr. R. HERGET, Essen. Mit 142 Abbildungen. IV, 310 Seiten Gr.-8°. 1961. DM 57,60

Heft 67: **Die Schädelbasisfraktur und ihre akuten Komplikationen.** Erfahrungen an 571 Fällen. Von Dr. E. SCHIMA, I. Chirurgische Universitätsklinik Wien. (Suppl. Leiter: Dozent Dr. K. HOLUB). Mit 4 Abbildungen. IV, 44 Seiten Gr.-8°. 1961. DM 10,80

Heft 68: **Traumatische Verrenkung des Kniegelenks.** Von Dr. E. JONASCH, Wien. — **Brüche des Dens Epistropheus.** Von Dr. H. JAHNA, Wien. Behandlungsergebnisse aus den Arbeitsunfallkrankenhäusern der AUVA Wien XX (Leiter: Professor Dr. L. BÖHLER) und Wien XII (Leiter: Prim. Dr. O. RUSSE). Mit 92 Abbildungen in 475 Einzelbildern. IV, 148 Seiten Gr.-8°. 1961. DM 44,—

Heft 69: **Apoplektischer Insult und Unfallzusammenhang.** Von Privatdozent Dr. A. ISFORT, Chirurgische Klinik und Poliklinik der Universität Münster/Westf. (Direktor: Professor Dr. P. SUNDER-PLASSMANN). Mit einem Geleitwort von Professor Dr. P. SUNDER-PLASSMANN. Mit 59 Abbildungen. IV, 91 Seiten Gr.-8°. 1962. DM 27,60

Heft 71: **Verhandlungen der Deutschen Gesellschaft für Unfallheilkunde, Versicherungs-, Versorgungs- und Verkehrsmedizin.** XXV. Tagung vom 15. bis 17. Mai 1961 in Garmisch-Partenkirchen. Im Auftrage des Vorstandes herausgegeben von Professor Dr. R. HERGET, Essen. Mit 48 Abbildungen. IV, 268 Seiten Gr.-8°. 1962. DM 48,—

Die Abonnenten der „Monatsschrift für Unfallheilkunde" erhalten die „Hefte zur Unfallheilkunde" zu einem gegenüber dem Ladenpreis um 20% ermäßigten Vorzugspreis.

HEFTE ZUR UNFALLHEILKUNDE

BEIHEFTE ZUR „MONATSSCHRIFT FÜR UNFALLHEILKUNDE
UND VERSICHERUNGSMEDIZIN"

HERAUSGEGEBEN VON PROF. DR. H. BÜRKLE DE LA CAMP, BOCHUM

HEFT 70

SYMPHYSENZERREISSUNGEN

ERFAHRUNGEN AN 76 FÄLLEN

VON

DR. J. POIGENFÜRST

ARBEITSUNFALLKRANKENHAUS WIEN XX DER AUVA
(LEITER: PROF. DR. L. BÖHLER)

MIT 34 ABBILDUNGEN

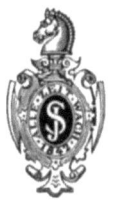

1962

SPRINGER-VERLAG / BERLIN · GÖTTINGEN · HEIDELBERG

ISBN-13: 978-3-540-02849-9   e-ISBN-13: 978-3-642-94854-1
DOI: 10.1007/978-3-642-94854-1

Alle Rechte, insbesondere das der Übersetzung in fremde Sprachen, vorbehalten. Ohne ausdrückliche Genehmigung des Verlages ist es auch nicht gestattet, dieses Buch oder Teile daraus auf photomechanischem Wege (Photokopie, Mikrokopie) oder auf andere Art zu vervielfältigen.

© by Springer-Verlag OHG, Berlin · Göttingen · Heidelberg 1962

Library of Congress Catalog Card Number: 62—19707

Die Wiedergabe von Gebrauchsnamen, Handelsnamen, Warenbezeichnungen usw. in diesem Buch berechtigt auch ohne besondere Kennzeichnung nicht zu der Annahme, daß solche Namen im Sinne der Warenzeichen- und Markenschutz-Gesetzgebung als frei zu betrachten wären und daher von jedermann benutzt werden dürften

Geleitwort

Viele Probleme der Unfallchirurgie, ich denke z. B. an die Wundheilung, Blutversorgung und Callusbildung, können nicht im Laboratorium allein mit dem Reagenzglas und dem Elektronenmikroskop gelöst werden. Um ihnen näher zu kommen, braucht man auch eine entsprechende Statistik über eine große Anzahl von Fällen, die durch Jahre und Jahrzehnte genau beobachtet und nach allen Richtungen verfolgt worden sind. Die Statistik hat aber nur einen Wert, wenn einwandfreie Unterlagen vorhanden sind. Um sie zu schaffen, habe ich seit der Gründung des Unfallkrankenhauses Wien XX alle Krankengeschichten von unfallchirurgisch erfahrenen Ärzten und nicht von Studenten mit der Maschine und nicht mit der Hand schreiben oder, richtiger gesagt, diktieren lassen. Dies ist möglich, weil bei uns jeder Arzt seine Sekretärin hat. Alle Krankengeschichten und Befunde werden sofort bei der Aufnahme bei Tag und bei Nacht diktiert. Es wird täglich geprüft, ob dies auch geschehen ist.

Seit 1. 12. 1925 sind im Unfallkrankenhaus Wien XX 104529 Verletzte stationär und 895471 ambulant behandelt worden. Am 28.4.1962 wurde der Millionste Verletzte aufgenommen. Wir besitzen außerdem über 4 Millionen Röntgenbilder.

Durch kritische Sichtung dieses Materials ist es meinen Mitarbeitern und mir gelungen, bei den meisten Verletzungsarten die zweckmäßigste Behandlung herauszufinden. Ich nenne jene der Oberarm-, Vorderarm- und Kahnbeinbrüche, der Schenkelhals-, Oberschenkel-, Schienbeinkopf- und Unterschenkelbrüche, der Schulter-, Ellbogen- und Mondbeinverrenkungen, der Hüft-, Knie- und Sprungbeinverrenkungen, der intraperitonealen Bauchverletzungen, der Meniscusverletzungen und der Gehirnerschütterung. Alle Fälle wurden unermüdlich studiert. Die Behandlungsergebnisse wurden mit jenen der Weltliteratur verglichen und die Ursachen von Mißerfolgen wurden schonungslos aufgedeckt, um sie später zu vermeiden.

POIGENFÜRST hat sich in dieser Arbeit der großen Mühe unterzogen, unsere 76 Symphysenzerreißungen sorgfältig nachzuuntersuchen und die Ergebnisse nach allen Richtungen auszuarbeiten. Schematische Zeichnungen, gute Röntgenbilder und das Herausarbeiten der Komplikationen machen seine Arbeit wertvoll.

Es geht daraus hervor, wie wichtig es für den Verletzten ist, in einem Krankenhaus zu liegen, das für die Behandlung von Verletzungen besonders eingerichtet ist und auch bei Nebenverletzungen innerer Organe unter der Pflege des Unfallchirurgen zu bleiben, der in Zusammenarbeit mit anderen Fachärzten die Verantwortung behält.

Nach jahrzehntelanger Arbeit hat sich die Unfallchirurgie heute durchgesetzt. Der Bau vereinzelter Unfallkrankenhäuser stellt jedoch nur einen Anfang dar, da ihre Vorteile nur einem Teil der Bevölkerung eines Landes und die reicheren Erfahrungsmöglichkeiten nur einem Teil von Ärzten zugute kommen. Wenn die Behandlungsergebnisse nach Verletzungen allgemein verbessert werden sollen, müssen selbständige Universitätskliniken für Unfallchirurgie und Begutachtung gegründet werden, und beide Gegenstände müssen Lehr- und Prüfungsfach werden.

LORENZ BÖHLER

Inhaltsverzeichnis

	Seite
Allgemeiner Teil	
Verletztengut	1
Anatomie und Funktion	1
Entstehung der Symphysenzerreißung	3
Bruchformen und Verschiebungen	4
Mit- und Nebenverletzungen	8
Erkennung der Symphysenzerreißung	8
Röntgenuntersuchung	10
Behandlung der Symphysenzerreißung	11
Spezieller Teil	
Isolierte Symphysenzerreißungen	14
Symphysenzerreißungen mit Sprengung der Kreuzdarmbeinfuge	18
Symphysenzerreißungen mit vorderen Beckenringbrüchen	19
Symphysenzerreißungen mit Pfannenbrüchen	21
Symphysenzerreißungen mit Bruch der Darmbeinschaufel	26
Symphysenzerreißungen mit Bruch des Kreuzbeinkörpers	27
Symphysenzerreißungen mit dreifachen Beckenringbrüchen und Beckenzertrümmerungen	27
Offene Symphysenzerreißungen	29
Nicht frische Symphysenzerreißungen	31
Weiterer Verlauf der konservativen Behandlung	33
Nebenverletzungen der Extremitäten	36
Nebenverletzungen der Wirbelsäule	36
Nervenverletzungen	36
Verletzungen der abführenden Harnwege und intraperitonealer Organe	38
Störungen des Heilungsverlaufes und Spätfolgen	39
Todesfälle	40
Anzeigestellung zur Operation	40
Behandlungsergebnisse	41
Nachuntersuchung	44
Literatur	46

Allgemeiner Teil

Verletztengut

Die vorliegende Arbeit umfaßt die Erfahrungen, die in den 35 Jahren von 1926 bis 1960 im Arbeitsunfallkrankenhaus Wien XX (Prof. Dr. L. BÖHLER) gesammelt wurden. In diesem Zeitraum wurden in unserem Krankenhaus rund 102000 Verletzte stationär behandelt. 1250 oder 1,22% davon hatten Verletzungen des Beckenskeletes. Darunter waren 76 Fälle mit einer Symphysenzerreißung (SZ). Das sind 0,074% der Gesamtzahl an stationären Patienten oder 6,08% der 1250 Beckenbrüche. Die Verletzung ist also nicht sehr häufig. Wie die statistische Übersicht über die vergangenen 35 Jahre zeigt, hat die Häufigkeit allerdings im Verhältnis zur Gesamtzahl der Fälle zugenommen (Abb. 1). Ebenso der Anteil der durch Unfälle mit öffentlichen oder privaten Verkehrsmitteln entstandenen SZ.

Bei unseren 76 Fällen handelte es sich um drei weibliche und 73 männliche Verletzte mit einem Durchschnittsalter von 38 Jahren. Der Jüngste war sieben Jahre alt, der Älteste 73. Die drei Frauen waren 15, 46 und 59 Jahre alt (Abb. 2). Konstitutionelle Besonderheiten fielen bei keinem der Verletzten auf.

Von den 76 Fällen sind 20 (26,3%) gestorben, davon 16 (21%) noch am Tage des Unfalles. Der Tod erfolgte immer an schweren Mitverletzungen des Beckens und seiner Organe oder anderen Nebenverletzungen.

Da die SZ unter den Beckenbrüchen eine besondere Stellung einnimmt, wurde diese Verletzung aus unserem Material herausgegriffen, um die Entstehung und die verschiedenen Bruchformen zu erörtern und die Ergebnisse der Behandlung zu überprüfen.

Anatomie und Funktion

Das menschliche Becken weist zwischen den beiden Beckenhälften und dem Kreuzbein drei Verbindungsstellen auf, die in das System eingeschaltet sind, um ihm seine Starre zu nehmen ohne die Stabilität zu beeinträchtigen und dementsprechend einen besonderen Bau zeigen. Es sind dies an der Dorsalseite die beiden Syndesmosen der Kreuz-Darmbeinfugen (KDBF) und ventral zwischen den beiden Schambeinen die etwa 4 mm breite, 40 mm lange und 10 mm dicke Symphyse. Sie besteht aus Faserknorpel, in dessen Mitte verschieden stark ausgeprägte synoviale Hohlräume eingelagert sind. Die Knorpelfasern ziehen quer und schräg durch die Grundsubstanz und sind, ähnlich wie bei Band- und Sehnenansätzen, unmittelbar im periostlosen Knochen verankert. Vorher durchqueren sie an jeder Seite einen schmalen, dem Knochen aufliegenden Saum aus hyalinem Knorpel. Die am Rand verlaufenden Fasern vereinigen sich mit solchen des Schambeinperiostiums und bilden rings um den Faserknorpel eine straffe Bindegewebsschicht, die an einzelnen Stellen zu Bändern verdichtet ist: kranial das ligamentum transversum pubicum und caudal das lig. arcuatum pubicum. An der Ventralseite wird die Symphyse von den sich in der sogenannten Sehnenkreuzung durchflechtenden Sehnen der beiden mm. recti abdominis verstärkt, während von ihrer Dorsalseite Faserzüge entspringen, die sich mit dem zwischen beiden unteren Schambeinästen ausgespannten lig. praeurethrale verbinden und Bogengänge für vasa und nervi dorsalis penis bzw. clitoridis bilden.

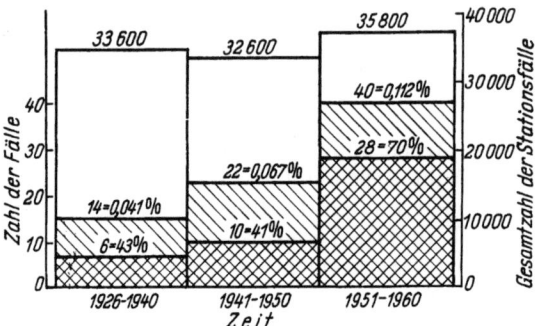

Abb. 1. Übersicht über die Gesamtzahl an stationären Verletzten im AUKH Wien XX in den 35 Jahren von 1926 bis 1960. Anteil der Symphysenzerreißungen und der Verkehrsunfälle. Weiß = Gesamtzahl; Schrägschraffur = Zahl der Symphysenzerreißungen; Kreuzschraffur = davon Verkehrsunfälle

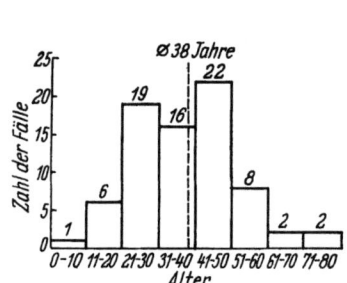

Abb. 2. Altersverteilung der 76 Symphysenzerreißungen

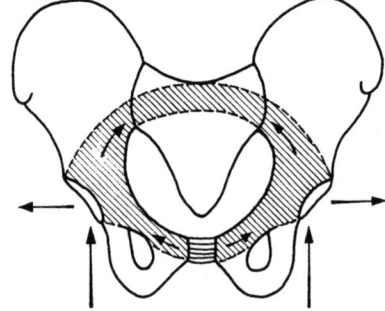

Abb. 3. Schematische Darstellung des Beckenringes und der Funktion der Symphyse bei statischer Belastung

Funktionell kann man das Becken als einen annähernd kreisförmigen Ring auffassen, dessen Verlauf durch die linea terminalis gekennzeichnet ist und der die kräftigsten Beckenabschnitte vereinigt. Durch seine Kippung um die Frontalachse in der Richtung von kranial-dorsal nach caudal-ventral um etwa 60 Grad gewinnt er Form und Funktion eines Gewölbes (Abb. 3). Über das Pfannendach nimmt er die statischen Belastungen auf und überträgt sie auf das Kreuzbein. Dem Auseinanderstreben der belasteten Gewölbepfeiler wirkt die ventral eingeschaltete Symphyse entgegen und wird dabei auf Zug beansprucht. Beim Stand auf einem Bein kommen dazu Scherkräfte. Belastungen des Beckens in anderer Richtung, wie zum Beispiel seitliches Zusammenpressen, werden von den vorspringenden Knochenteilen und dem Muskelmantel aufgenommen und zum größten Teil ebenfalls auf den Beckenring abgeleitet. Dabei kann die Symphyse auf Druck, Zug und Scherung beansprucht werden. Auch alle Bewegungen der Beine nehmen durch die am Becken ansetzenden großen Muskelgruppen, besonders die Adduktoren, Einfluß auf die Symphyse.

Unter normalen Bedingungen ist keine meßbare Erweiterung der Schoßfuge möglich. Wie jedoch bekannt, unterliegt ihre Festigkeit hormonellen Einflüssen, so daß bei Frauen während der Entbindung eine Dehnung bis auf 44 mm möglich ist (WILLIAMS). Unter diesen Umständen können durch operative Eingriffe, aber auch durch geringe Anlässe, wie zum Beispiel beim Umdrehen im Bett, Zerreißungen der Symphyse eintreten. Diese Verhältnisse sind jedoch ebensowenig wie die einer aus geburtshilflichen Gründen ausgeführten Durchtrennung der Symphyse mit unfallbedingten SZ vergleichbar, da bei Gebärenden auch eine Lockerung der KDBF besteht. Wie später noch gezeigt werden wird, entsteht eine SZ unter normalen anatomischen und hormonalen Bedingungen meist nur durch besonders große Gewalten.

Operations- und Obduktionsbefunde haben gezeigt, daß bei der SZ der Knorpel in seiner Mitte längs durchgerissen sein kann. Je eine Hälfte bleibt mit dem Knochen in Verbindung. Oder der ganze Knorpel ist an einer Seite vom Knochen abgelöst und hängt an der anderen. Außerdem finden sich immer Bandzerreißungen und Muskeleinrisse von verschiedener Ausdehnung. Der gerade Bauchmuskel kann in seinem muskulösen Anteil quer abreißen.

Entstehung der Symphysenzerreißung

Die SZ ist als ein besonderer Fall einer Sprengung des Beckenringes aufzufassen. Über die Entstehung der *Beckenringbrüche* liegen bereits zahlreiche theoretische und experimentelle Untersuchungen vor.

Es wurden dabei in Kompressionsversuchen an Beckenpräparaten verschiedene typische Bruchformen gefunden, unter denen die SZ als ein zufälliges Ereignis aufgefaßt wurde. Diese Untersuchungen sind jedoch für die Wirklichkeit nur bedingt verwertbar, da es sich nur in seltenen Fällen um eindeutige Kompression des Beckens in einer Richtung handelt. Vielmehr bildet der Unfall ein kompliziertes Geschehen, bei dem nicht nur das Ausmaß, sondern auch der Angriffsort und die Richtung der Kräfte wechseln. Außer Kompression sind zum Zustandekommen einer SZ auch Stauchung, Scherung und besonders Zug der an den Schambeinästen entspringenden Muskelgruppen notwendig, wie schon aus den beiden Fällen von MALGAIGNE und FUCHSIG hervorgeht, bei denen jeweils durch eine außergewöhnlich starke Belastung der Adduktoren eine SZ entstand. Einer unserer Verletzten, ein 29 Jahre alter Zimmerer, konnte genau beschreiben, wie er als Motorradfahrer mit dem linken Knie an einem entgegenkommenden Kraftwagen hängenblieb und zwischen diesem Fahrzeug und seinem weiterfahrenden Motorrad auseinandergerissen wurde. Auch in diesem Fall wirkte hauptsächlich der Zug der Adduktoren auf die Symphyse (s. Tabelle 5, Fall 26). Bei den Brüchen der Pfanne nimmt überdies die Stellung des Beines Einfluß auf die Art der Verletzung.

Um einen möglichst genauen Überblick über die wirksamen Kräfte zu gewinnen, wurden unsere 76 Fälle nach den angegebenen Unfallsmechanismen in elf Gruppen eingeteilt (Tabelle 1).

Bei Betrachtung dieser verschiedenen Ursachen findet man, daß sich der Verletzte selbst in fast der Hälfte aller Fälle in rascher Fortbewegung befindet. Es handelt sich immer um sehr schwere Traumen. So wurden zum Beispiel bei den elf Abstürzen Höhen bis 20 m angegeben. Im Durchschnitt betrug die Fallhöhe 10 m. Wenn ein Gegenstand von 70 kg Gewicht aus einer Höhe von 10 m senkrecht abstürzt, trifft er mit einer Wucht von 700 kgm auf dem Boden auf. Das heißt, wenn er auf den Arm eines zweiarmigen Hebels auffiele, könnte er durch seine Wucht ein

Gewicht von 700 kg, das auf dem anderen Hebelarm liegt, einen Meter hoch heben. Annähernd so groß ist auch die Wucht eines Motorradfahrers, der sich mit einer Geschwindigkeit von 50 km/Std. fortbewegte. Soweit bei den Gegenständen, die auf einen der Verletzten fielen, das

Tabelle 1. *Unfallhergang bei 76 Verletzten mit Symphysenzerreißung*

1. Sturz vom Pferd	1 =	1,3%
2. Sturz vom Fahrrad	2 =	2,6%
3. Sturz vom Motorrad	9 =	11,8%
4. Absturz aus großer Höhe	11 =	14,5%
5. Auffallen schwerer Gegenstände	11 =	14,5%
6. Verschüttung	9 =	11,8%
7. Niedergestoßenwerden von Fahrzeugen	6 =	7,9%
8. Einklemmung zwischen sich bewegenden Gegenständen	9 =	11,8%
9. Überfahrenwerden	9 =	11,8%
10. Sturz von Fahrzeugen (und Überfahrenwerden)	5 =	6,7%
11. Autounfälle mit unklarem Mechanismus	4 =	5,3%
	76 =	100,0%

Gewicht bekannt war, ergab sich ein Durchschnitt von 800 kg. In den anderen Fällen handelte es sich um Baumstämme, Eisenträger usw. Wenn auch nicht immer die ganze Gewalt auf das Becken einwirkt, sondern durch die Reibung und Verformung der Gewebe ein Teil gebremst wird, so sieht man doch, daß die Belastungsgrenze des Beckenringes, die im Kompressionsversuch 250 kg beträgt, weit überschritten wird. Das erklärt auch die große Zahl der Mit- und Nebenverletzungen sowie die hohe Sterblichkeit.

Bruchformen und Verschiebungen

Bruchformen. Bei fast allen unseren Fällen mit SZ bestanden zusätzlich ein- oder mehrfache Brüche des übrigen Beckenringes. Auf die Frage der sogenannten isolierten SZ wird noch im speziellen Teil einzugehen sein. Die vorkommenden Bruchspalten folgen gewissen Gesetzmäßigkeiten, da sie an Stellen des Beckenringes entstehen, die durch ihren Bau oder eine besondere Belastung schwächer sind.

In der Reihenfolge von ventral nach dorsal sind das: Schambeine am Übergang zur Pfanne bzw. zum Sitzbein, Hüftpfanne, Darmbeinschaufel im Bereich der incisura ischiadica maior, KDBF und Kreuzbein in der senkrechten Verbindung der foramina sacralia. Abb. 4 veranschaulicht die Häufigkeit der zusätzlich zur SZ beobachteten Formen von Beckenringbrüchen und der sogenannten isolierten SZ. Insgesamt lagen bei unseren 76 Fällen 121 Beckenringbrüche vor. Beckenrandbrüche sind in diesem Zusammenhang seltener (16 Fälle), geben aber wertvolle Hinweise auf die Einwirkungsstelle der Gewalt. Bei der Einteilung der zusätzlichen Brüche nach ihrem Verlauf ist es zweckmäßig, die übliche Gliederung beizubehalten. Diese unterscheidet *einfache* (vordere und hintere) Beckenringbrüche und *doppelte* einseitige und gekreuzte Vertikalbrüche (MALGAIGNE). Als *symmetrische* Brüche werden in dieser Arbeit solche bezeichnet, bei denen zusätzlich zur SZ auf beiden Seiten die gleiche Fraktur vorlag. Schließlich werden noch *dreifache* Beckenringbrüche und Fälle mit mehr als drei Ringbrüchen als *Beckenzertrümmerungen* in eine eigene Gruppe zusammengefaßt. Die *Pfannenbrüche* wurden wegen ihrer Besonderheiten herausgenommen. Die Häufigkeit dieser Gruppen ist auf Abb. 5 dargestellt. Es ist dabei zu beachten, daß eine SZ mit einem einfachen Beckenringbruch in der ventralen Hälfte zu einem Stückbruch des Beckens wird und in Verbindung mit einem Ringbruch in der dorsalen Beckenhälfte eigentlich einem doppelten Vertikalbruch gleichzusetzen ist. Nach Berücksichtigung aller Bruchstellen und Brucharten teilt sich unser Verletztengut so auf, wie es Tabelle 2 zeigt.

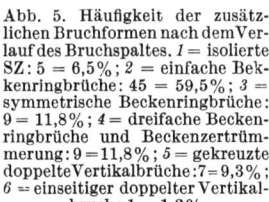

Abb. 4. Bruchstellen und Häufigkeit von 121 Beckenringbrüchen bei 76 Symphysenzerreißungen

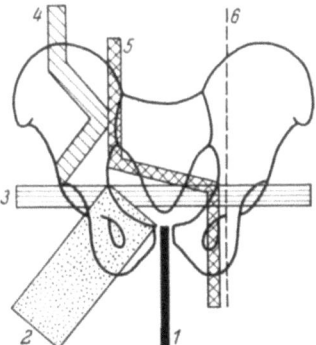

Abb. 5. Häufigkeit der zusätzlichen Bruchformen nach dem Verlauf des Bruchspaltes. *1* = isolierte SZ: 5 = 6,5%; *2* = einfache Beckenringbrüche: 45 = 59,5%; *3* = symmetrische Beckenringbrüche: 9 = 11,8%; *4* = dreifache Beckenringbrüche und Beckenzertrümmerung: 9 = 11,8%; *5* = gekreuzte doppelte Vertikalbrüche: 7 = 9,3%; *6* = einseitiger doppelter Vertikalbruch: 1 = 1,3%

Verschiebungen. Die mindeste meßbare Verschiebung bildet das Auseinanderweichen der Schambeine und Klaffen der Schoßfuge. Durch Kippungen, Drehungen oder Verschiebungen ausgebrochener Beckenteile können außerdem noch Stufen im Bereich der Symphyse und der Bruchstellen entstehen. Diese Stufen müssen jedoch nicht von gleicher Größe sein, da einerseits auch ohne zusätzliche Verletzung nur durch die Verwindung einer Beckenhälfte eine Stufe entstehen kann. Andererseits kann bei einer, zum Beispiel an der KDBF meßbaren Verrenkung, diese Beckenhälfte durch Kippung um die Frontalachse im Röntgenbild länger erscheinen und somit die Stufe an der Symphyse kleiner werden als dorsal oder ganz verschwinden. Der umgekehrte Vorgang ist auf Abb. 6 zu sehen.

Grundsätzlich handelt es sich bei SZ mit Brüchen im ventralen Beckenanteil oder mit Pfannenbrüchen meist um Kippung um die Sagittalachse. Bei zusätzlichen Brüchen im dorsalen Teil können außer Verschiebungen in der Längs- oder Querrichtung auch Drehungen um die Längsachse und Kippungen um die Frontal- und Sagittalachse vorkommen.

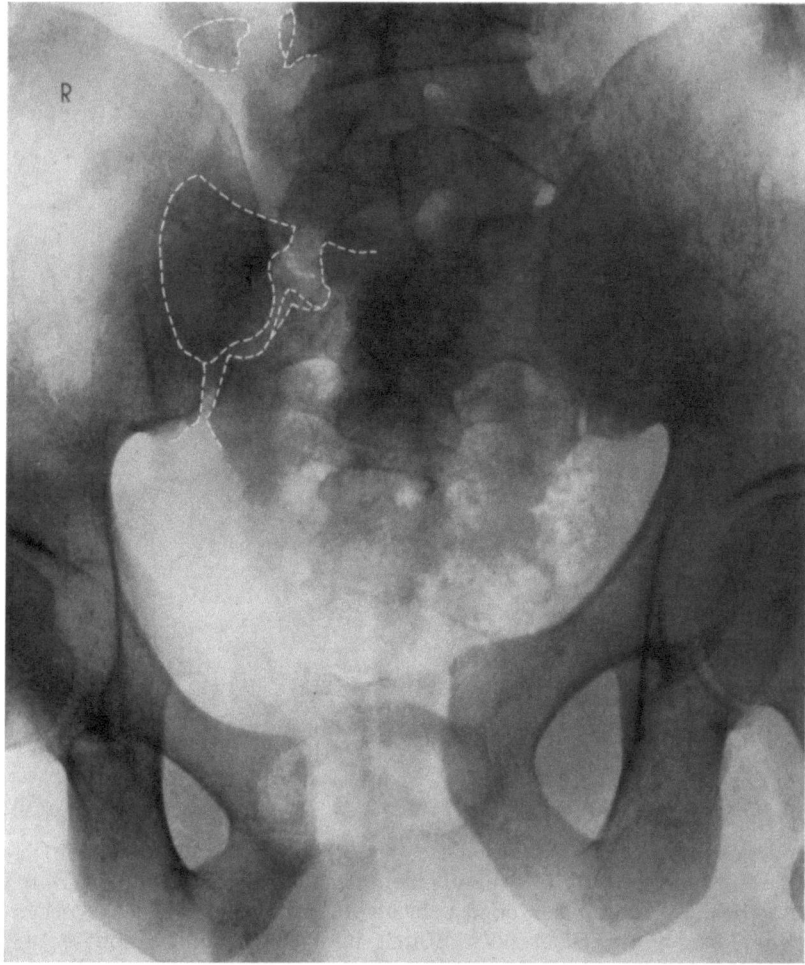

Abb. 6. Symphysenzerreißung mit Sprengung der rechten Kreuz-Darmbeinfuge und Abbruch eines Kreuzbeinteiles, entstanden am 14. 8. 1956 bei einem 28 Jahre alten Hilfsarbeiter durch Verschüttung (Fall 33). Trotzdem die caudalen Kanten der beiden KDBF in gleicher Höhe stehen, besteht an der Symphyse eine Stufe von 20 mm, die durch Kippung der rechten Beckenhälfte um die Frontalachse entstanden ist. Der Darmbeinkamm steht rechts um 10 mm tiefer als links. Der rechte Querfortsatz des vierten Lendenwirbels ist abgerissen und gegen den Darmbeinkamm zu verlagert. *Nebenbefund:* Asymmetrischer Übergangswirbel mit tiefsitzender, linkskonvexer Lumbalskoliose

Im Durchschnitt wurden bei unseren Fällen Diastasen der Symphyse von 28 mm gefunden. Der geringste Wert war 7 mm, der größte 100 mm.

Bei 27 Fällen stand die verletzte Seite an der Symphyse um durchschnittlich 16 mm höher, bei Werten zwischen 5 und 40 mm. In 21 Fällen stand die verletzte Seite um 3 bis 35 mm tiefer, was einen Durchschnitt von 12 mm ergibt. An der KDBF bestanden im Mittel Verschiebungen nach kranial um 27 mm. Die kleinste Verschiebung betrug 5 mm, die

Tabelle 2. *Einteilung der 76 Symphysenzerreißungen nach Bruchstelle und Bruchform*

1. Isolierte SZ	5 =	6,58%
2. SZ mit einseitiger Zerreißung der KDBF	30 =	39,47%
SZ mit symmetrischer Zerreißung der KDBF	4 =	5,26%
3. SZ mit einfachem vorderem Beckenringbruch	1 =	1,32%
SZ mit symmetrischem vorderem Beckenringbruch	2 =	2,63%
4. SZ mit einseitigem doppeltem Vertikalbruch	1 =	1,32%
SZ mit gekreuztem doppeltem Vertikalbruch	3 =	3,95%
5. SZ mit einfachem Pfannenbruch	8 =	10 53%
SZ mit symmetrischem Pfannenbruch	1 =	1,32%
SZ mit Pfannenbruch als Teil eines gekreuzten doppelten Vertikalbruches	4 =	5,26%
6. SZ mit einfachem hinterem Beckenringbruch (Darmbein)	4 =	5,26%
SZ mit einfachem hinterem Beckenringbruch (Kreuzbein)	2 =	2,63%
SZ mit Darmbein- und Kreuzbeinbruch	2 =	2,63%
7. SZ mit dreifachem Beckenringbruch und Beckenzertrümmerung	9 =	11,84%
	76 =	100,0 %

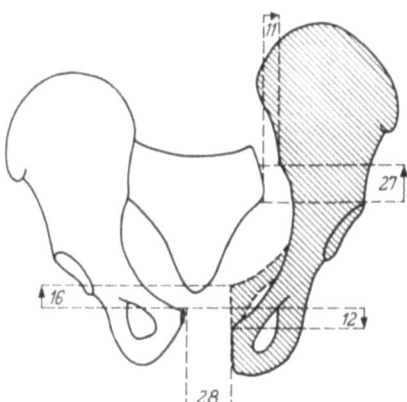

Abb. 7. Schematische Darstellung der durchschnittlichen Verschiebungen an Symphyse und KDBF bei 76 Fällen

größte 45 mm. Soweit das Klaffen der KDBF beurteilbar war, bestanden Erweiterungen um durchschnittlich 11 mm im Vergleich zur unverletzten Seite. Die Durchschnittswerte sind auf Abb. 7 schematisch dargestellt.

Ganz allgemein muß noch bemerkt werden, daß die *röntgenologisch festgestellten Verschiebungen in den meisten Fällen nicht mehr den Verhältnissen während des Unfallgeschehens entsprechen.* Man muß vielmehr annehmen, daß die ursprüngliche Verschiebung wesentlich größer war. Sie wird nach Aufhören der Gewalteinwirkung durch die Elastizität des Beckens und die Kraft seiner Bänder und Muskeln wieder vermindert. So konnte WESTERBORN zeigen, daß eine Symphysendiastase von 40 mm nach Aussetzen der Kompression auf 15 bis 20 mm zurückgeht. Die bei der Untersuchung feststellbaren Verschiebungen ergeben sich aus der Elastizität des Beckens und seiner Bänder, der Kraft der Muskulatur und dem Gewicht des Beines. Auf das tatsächliche Ausmaß der Verletzung kann man in einzelnen Fällen aus der Verlagerung abgebrochener Teile des Beckenrandes oder abgerissener Querfortsätze des 4. bis 5. Lendenwirbels schließen.

Mit- und Nebenverletzungen

Es sollen hier nur die Nebenverletzungen der 60 Verletzten berücksichtigt werden, die nicht am Tag der Einlieferung gestorben sind, weil sonst ein unrichtiges Bild entstehen würde. Zusätzliche Verletzungen des Beckenrandes oder der Hüfte, die mit dem Zustandekommen der SZ zusammenhängen, wie zum Beispiel Hüftverrenkungen, werden als Mitverletzungen des Beckens bezeichnet.

Tabelle 3. *Übersicht über 104 Mit- und Nebenverletzungen bei 47 überlebenden Fällen mit Symphysenzerreißung*

Schädel	7
Brustkorb	2
Wirbelkörper	3
Wirbelquerfortsätze	11
Beckenrandbrüche	17
Obere Extremität	13
Oberschenkel a) Hüftverrenkung	4
b) Brüche im proximalen Anteil	4
c) Schaftbrüche	6
Unterschenkel	5
Sprunggelenk und Fuß	4
Nervenverletzungen	4
Darmverletzungen	2
Blasenzerreißungen	11
Harnröhrenzerreißungen	9
Samenwege	2
	104

Von allen 60 Fällen hatten nur 13 (22%) keine anderen Verletzungen. Bei den übrigen 47 Fällen (78%) lagen 87 schwere Verletzungen der Extremitäten oder inneren Organe und 17 Beckenrandbrüche vor. Die Tabelle 3 gibt die Aufteilung dieser 104 Verletzungen nach Organen und Gebieten an. Von den 36 Extremitätenverletzungen waren 20 (55%) auf der Seite der Beckenverletzung gelegen. Siebenmal (20%) waren beide Beckenseiten verletzt und in neun Fällen (25%) waren Beckenbruch und Extremitätenverletzung auf entgegengesetzten Seiten. Bei den 23 Verletzungen des Stammes und Schädels handelte es sich um Basisbrüche, offene Hirnverletzungen und Gehirnerschütterungen, Serienrippenbrüche und Wirbelkörper- und Querfortsatzbrüche. Die restlichen 28 Nebenverletzungen entfallen auf Nerven, Darm, ableitende Harnwege und Samenwege.

Erkennung der Symphysenzerreißung

Die SZ kann bei der Untersuchung in seltenen Fällen vermutet, jedoch nicht eindeutig erkannt werden, wenn nicht eine offene Zerreißung vorliegt. Die meisten Verletzten sind schwer schockiert, auch wenn es sich nur um einen vergleichsweise geringen Schaden, wie zum Beispiel um den Bruch eines Schambeines, handelt. Bei der Betrachtung findet man je nach dem Alter der Verletzung verschieden stark ausgeprägte Schwellung und Blaufärbung im Bereich des Schamberges und einer oder beider Leistenbeugen. Häufig kann man innerhalb einer oder zweier Stunden am Scrotum und an der Innenseite beider Oberschenkel die Ausbreitung des Blutergusses beobachten, der wegen seiner Form auch als Schmetterlingshämatom bezeichnet wird. Bei schweren Beckenbrüchen mit Verrenkung oder Kippung einer Hälfte ist gewöhnlich ein Bein scheinbar verkürzt und stärker nach außen gedreht als das andere, ohne daß diese Stellung für Beckenverletzungen allein kennzeichnend wäre. Die aktive Beweglichkeit der Hüft- und Kniegelenke ist meistens durch Schmerzen fast aufgehoben, und passive Bewegungsversuche führen zu Schmerzäußerungen. Ebenso der Druck auf die Symphysengegend und seitliches Zusammenpressen des Beckens von den Darmbeinkämmen oder Rollhöckern her. Dabei kann man auch manchmal fühlen, wie sich beide Beckenhälften gegeneinander bewegen lassen. In ganz frischen Fällen ist anstelle der Symphyse eine Delle zu sehen oder zu tasten.

Schon bei der ersten Untersuchung des Verletzten soll man unbedingt die aktive Beweglichkeit und Durchblutung beider Beine untersuchen, um keine Nebenverletzungen zu übersehen. Ebenso wichtig ist die Prüfung des Hautgefühles und der Reflexe.

Die genaue Untersuchung der abführenden Harnwege und die Beobachtung des Abdomens sind unerläßlich. Wenn der Verletzte nach einer kurzen Erholung nicht von selbst urinieren kann, muß er unbedingt katheterisiert werden. Auch dann, wenn er angeblich auf dem Transport oder im Krankenhaus Harn verloren hat! Der Verfasser konnte in einem anderen Spital einen Fall beobachten, bei dem ein Arzt und eine Krankenschwester auf Befragen angaben, daß eine 19 Jahre alte, bewußtlose Verletzte auf dem Operationstisch Harn unter sich gelassen hätte. Als die Patientin zwei Tage später an Fettembolie starb, fand sich bei der Obduktion eine ausgedehnte Harnphlegmone, die von einem Harnblasenriß herrührte. Wenn man an die Möglichkeit einer Verletzung der ableitenden Harnwege denkt, ist ihre Erkennung bei entsprechender Sorgfalt nicht schwer.

Besonders gewissenhaft muß das Abdomen beobachtet werden, da einerseits Beckenverletzungen die Zeichen eines akuten Abdomens vortäuschen, andererseits stumpfe Organverletzungen durch die Erscheinungen des Beckenbruches verdeckt werden können. So wurden zum Beispiel in unserem Krankenhaus bei 21 Probelaparotomien wegen Verdachts auf Bestehen einer stumpfen Bauchverletzung viermal die Symptome durch Beckenbrüche vorgetäuscht, und unter 69 Fällen mit operativ nachgewiesenen Verletzungen intraperitonealer Organe hatten acht, oder 11% einen Beckenbruch. Um das klinische Bild nicht zu verschleiern, dürfen auf keinen Fall Alkaloide oder Ganglienblocker gegeben werden, bevor eine intraperitoneale Organverletzung ausgeschlossen ist oder man sich zur Laparotomie entschlossen hat.

Röntgenuntersuchung

Zur Erkennung der Beckenverletzungen ist die Röntgenuntersuchung unerläßlich. Am schonendsten für den Verletzten ist eine Beckenübersichtsaufnahme, die auch am raschesten über das Ausmaß der Verletzung orientiert. Man soll trachten, die Aufnahme bei gerade liegendem Becken und bei gleicher Stellung beider Beine mit senkrechter Strahlenrichtung zu machen, was bei unruhigen Schwerverletzten oft schwierig ist.

Wenn der Zentralstrahl auf die Mitte der Verbindungslinie zwischen den beiden oberen Darmbeinstacheln gerichtet ist, wird das ganze Becken gut ausgeleuchtet. Wird der Zentralstrahl auf die Symphyse gerichtet, ist die Beurteilung der Hüften leichter. Der Abstand zwischen Brennpunkt und Film soll möglichst immer 60 cm betragen, um ungenaue Messungen durch verschieden starke Vergrößerungen zu vermeiden. Ob die Aufnahme bei richtiger Einstellung gemacht wurde, erkennt man daran, daß die Mitte der Symphyse in der Verlängerung der Längsachse des Kreuzbeines liegt oder mit ihr zusammenfällt. Mit besonderer Sorgfalt müssen die Hüftgelenke beurteilt werden, um keine Verrenkung zu übersehen (Abb. 8). Nach Ver-

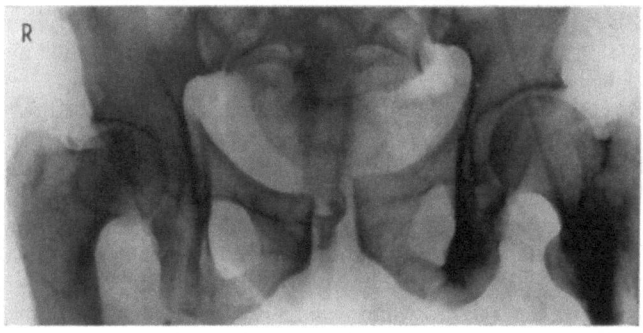 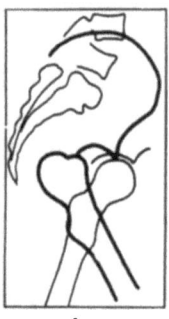

a　　　　　　　　　　　　　　　　　　　　　　　　b

Abb. 8 a—b. SZ mit gekreuztem doppelten Vertikalbruch, entstanden am 30. 11. 1954 bei einem 43 Jahre alten Bauern durch Überfahrenwerden von einem Pferdefuhrwerk. Einlieferung am 1. 12. 1954. Die Symphyse klafft auf 22 mm, es besteht eine Stufe von 9 mm. Die linke Beckenhälfte ist in der KDBF um 17 mm nach kranial verschoben. Durch den ventralen Anteil der rechten Beckenhälfte zieht ein senkrechter Bruchspalt, von dem sich nicht sicher sagen läßt, ob er durch das Hüftgelenk geht (Fall 45). Bei genauer Betrachtung der rechten Hüfte sieht man, daß der Gelenkspalt kranial schmäler ist, als auf der linken Seite. Der Schenkelhals-Schaftwinkel beträgt fast 90°, das heißt, das Bein ist in der Hüfte gebeugt. Außerdem ist der kleine Rollhöcker durch Einwärtsdrehung des Beines verdeckt. Im Bereich des Schenkelhalses liegt ein 9 : 4 mm großer Knochenkeil. Auf der Seitenaufnahme, die sich leider nicht für die Wiedergabe eignet, sah man, daß die Pfanne leer war und der rechte Oberschenkelkopf hinter dem Becken stand (vgl. auch Abb. 30)

gleich beider Hüftgelenke in der Übersichtsaufnahme empfiehlt es sich, bei Verdacht auf Vorliegen einer Gelenksverletzung Drehaufnahmen dieser Seite unter einem Winkel von 45° zu machen. Seitenaufnahmen sind oft sehr schlecht beurteilbar und für Schwerverletzte eine große Belastung. Das gleiche gilt für die Aufnahme nach LAUENSTEIN in Steinschnittlage und die axialen Aufnahmen der Symphyse nach LILIENFELD im Sitzen und nach STAUNIG in Bauchlage, die außerdem nicht notwendig sind. Die Aufnahme der Hüftpfannen nach GÖB ist bei Frischverletzten nicht durchführbar und setzt freie Beugung der Hüften voraus[1].

Die normale Weite der Symphyse beträgt im Röntgenbild durchschnittlich 3 bis 5 mm. Ihre Zerreißung ist daher durch Messung des Abstandes zwischen den beiden Schambeinen leicht festzustellen. Die Größe dieser Diastase gibt jedoch *keinen* Hinweis auf das Ausmaß der Verletzung.

---

[1] Vgl. L. BÖHLER, Technik der Knochenbruchbehandlung, Bd. II/1, 12/.13 Aufl., S. 1143—1148, Abb. 1532a—d und E. TROJAN, Chir. Praxis **2**, 187—200 (1960).

Zerreißungen der KDBF sind wegen der Wölbung der Gelenksfläche schwer erkennbar. Manchmal kann man beim Vergleich mit der anderen Seite an den beiden caudalen Kanten der Syndesmose einen größeren Abstand messen. Leichter ist die Erkennung einer Verrenkung nach kranial an der Stufe. Fallweise sieht man auch einige mit den Bändern ausgerissene Knochensplitter.

Drehungen und Kippungen einer Beckenseite sind am besten nach der Form des foramen obturatum zu beurteilen. Es bildet normalerweise bei Männern ein schräggestelltes Dreieck, bei Frauen eine Ellipse. Bei Drehung der Beckenhälfte um ihre Längsachse in der Richtung von ventral nach lateral wird die Dreiecksbasis schmäler. Außerdem tritt die spina ischii stärker hervor und die Darmbeinschaufel wird breiter. Bei Drehung im umgekehrten Sinn wird das foramen breiter und nimmt trapezförmige Gestalt an. An seiner kranialen Begrenzung sieht man den sulcus obturatorius als Einschnitt, die spina ossis ischii verschwindet ganz, und die Darmbeinschaufel wird schmäler. Wenn das Becken um die Frontalachse in der Richtung kranial-dorsal nach caudal-dorsal gekippt wird, erscheint das foramen obturatum viereckig, und die spina ossis ischii wird in ihm sichtbar. Durch entgegengesetzte Kippung wird das foramen von kranial immer mehr eingeengt, bis es ganz verschwindet.

Wenn die Notwendigkeit und Möglichkeit besteht, wird man sich zur Untersuchung der ableitenden Harnwege ebenfalls des Röntgenverfahrens durch Darstellung mit einem Kontrastmittel bedienen.

Behandlung der Symphysenzerreißung

Als *Soforthilfe* ist fast bei allen Beckenverletzungen die Bekämpfung des schweren Schockzustandes notwendig. Dieser entsteht nicht nur durch Reizung der zahlreichen vegetativen Ganglien im Becken, sondern hauptsächlich durch Blutverlust, da in den Bindegewebsräumen mehr als ein Drittel der Gesamtblutmenge versacken kann. Das sind bei einem 70 kg schweren Mann fast zwei Liter. Die dringendste Maßnahme besteht daher im Ersatz dieses Flüssigkeitsverlustes, am besten durch Blutzufuhr.

Die endgültige *Behandlung* hängt zu einem Teil von der Art der Mit- und Nebenverletzungen ab. Grundsätzlich stehen drei Verfahren zur Verfügung: 1. Operation und Drahtnaht der Symphyse; 2. „Reposition" und Beckengips mit Einschluß beider Beine; 3. Behandlung mit Beckenschwebe und Streckverband.

Operation. Die operative Behandlung ist mit Recht nicht beliebt, da sie, abgesehen von ihrer technischen Schwierigkeit, auch häufig zu Wundstörungen durch Eiterung und davon abgeleiteten allgemeinen Komplikationen führt. Von unseren nicht am Tag der Einlieferung verstorbenen 60 Verletzten wurden sechs (10%) operiert. Davon sind zwei (33%) später gestorben, und zwar einer an Sepsis (Fall 39) und einer an Beckenvenenthrombose (Fall 47). In einem dritten Fall (66) mußte die Drahtnaht wegen anhaltender Eiterung nach sechs Monaten wieder entfernt werden. Wenn die beiden Todesfälle auch aus den Jahren 1928 und 1940 stammen, so sind diese Ergebnisse dennoch nicht einladend. In welchen Fällen die Operation trotzdem angezeigt ist, wird später noch beschrieben werden.

G. F. PENNAL (Toronto) zeigte im September 1961 auf dem 43. Jahrestreffen der Britischen Orthopädischen Gesellschaft in London seine Operationsmethode, die darin besteht, daß in den Beckenkamm senkrecht Schrauben eingebohrt werden, die durch die Haut herausragen und nach der Reposition des Beckens durch Stahlbänder miteinander verbunden werden. Dadurch ist selbstverständlich eine ideale Einrichtung und absolute Ruhigstellung möglich. Wenn man aber bedenkt, daß außer bei Pfannenbrüchen auch bei Bestehenbleiben größerer Abweichungen keine üblen Folgen einzutreten pflegen, erscheint dieser Aufwand doch etwas zu groß.

Gipsverband. Die sogenannte Reposition der SZ, das heißt das Zusammenpressen des Beckens in Rücken- oder Seitenlage führt natürlich zu keiner dauernden Wiedervereinigung der beiden Beckenhälften, sondern diese Stellung muß durch einen entsprechenden Verband erhalten werden. Das ist im Beckengips mit Einschluß beider Beine möglich. Es besteht jedoch keine Möglichkeit, auch später noch die Stellung zu beeinflussen und eventuelle Kippungen oder Verrenkungen einer Beckenhälfte auszugleichen. Die Pflege der Patienten ist sehr schwer, da sie sich nicht selbst auf die Schüssel heben können, und Verschmutzungen des Verbandes sind nicht zu vermeiden. Die Nachbehandlung von Laparotomiewunden oder suprapubischen Blasenfisteln, wie sie gerade bei SZ vorkommen, ist nahezu unmöglich. Das gilt auch von Gipsverbänden, bei denen der Beckenteil nicht geschlossen, sondern nur durch einen elastischen Zug zusammengehalten ist und für die Verbandanordnung nach WATSON-JONES. In unserem Krankengut wurde bei zwei Verletzten ein Beckenbeingips angelegt, allerdings nicht zur Behandlung der SZ, sondern einmal wegen eines gleichzeitigen Oberschenkelbruches und einmal wegen einer Infektion des rechten Hüftgelenkes bei einer offenen SZ mit Eröffnung der Hüfte (Fall 55 und 68).

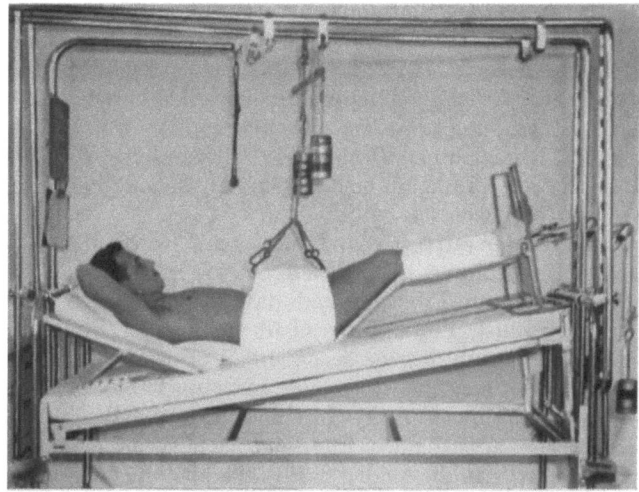

Abb. 9. Beckenschwebe und Zinkleimextension an beiden Beinen im sogenannten „Linzer" Bett von J. BÖHLER

Beckenschwebe und Streckverband. Diese Methode ist für den Verletzten die schonendste und verdient den Vorzug. Sie beruht auf zwei Grundsätzen: durch gleichmäßigen Zug an beiden Beinen in der Längsrichtung können geringe Diastasen der Symphyse bereits beseitigt werden. Durch verschieden starken oder einseitigen Zug kann man Verschiebungen einer Seite nach kranial ausgleichen. Als zweite Kraft übt die Beckenschwebe einen dauernden, dosierbaren Druck auf das Becken aus und nähert dadurch beide Beckenhälften aneinander an, ohne die Nachbehandlung von Operationswunden im Bereich des Abdomens zu behindern. Die Pflege der Verletzten ist sehr einfach, da sie sich selbst zum Stuhlgang auf die Schüssel heben und sogar im Bett sitzen können[1].

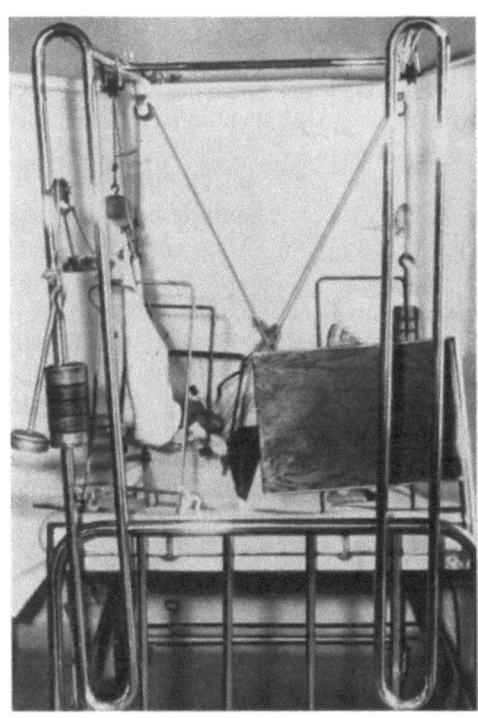

Abb. 10. Anordnung der Extension an einem Schienbeinnagel mit 6 kg. Beide Beine liegen auf Braunschen Schienen, das linke ist gegen ein Brett gestützt. Der rechte Fuß ist an einer Schlaufe senkrecht aufgehängt, um der Spitzfußstellung entgegenzuwirken. Das bewegliche Gewicht erlaubt Bewegung des oberen Sprunggelenkes im vollen Umfang. Die Züge der Beckenschwebe sind gekreuzt

Die Lagerung des Verletzten erfolgt in einem Bett mit hartem Einsatz oder eingelegten Brettern, dessen Fußende nach Anlegen des Dauerzuges um 50 cm höher gestellt wird. Der Patient liegt mit dem Becken in einer leicht gepolsterten Hängematte von 26 cm Breite und 80 bis 90 cm Länge, die an beiden Enden durch je ein 32 cm langes Rundholz gespannt wird. Die davon ausgehenden Züge werden gekreuzt und jederseits mit 4 bis 5 kg belastet. Beide Beine werden auf Braunsche Schienen gelagert. Wenn keine Beckenverrenkung besteht, wird an beiden Beinen ein Zinkleim-Gips-Zug mit je 5 kg angelegt (Abb. 9). Bei Verrenkungen einer Beckenhälfte nach kranial wird auf der höherstehenden Seite ein Schienbeinkopfnagel geschlagen und ein Dauerzug mit 5 bis 10 kg ausgeübt. Das andere Bein (Abb. 10) stützt sich mit der Fußsohle gegen ein

---
[1] Vergl. L. BÖHLER, Technik der Knochenbruchbehandlung, Bd. I, 12/13 Auflage, S. 520-525, Abb. 621-626.

Brett oder Kistchen. Wenn sich das Becken schlecht einstellt und nach der Seite der Extension kippt, ohne daß die Stufe beseitigt würde, und in allen Fällen, in denen ein Zuggewicht von mehr als 5 kg notwendig ist, empfiehlt es sich, auf beiden Seiten eine Nagelextension anzuwenden. Dann können die Stellung des Beckens und die Weite der Schoßfuge durch Dosierung der Gewichte gut beeinflußt werden. Nach vier Wochen müssen die Schienbeinkopfnägel gegen suprakondyläre Oberschenkelnägel umgetauscht werden, um die Bänder der Kniegelenke nicht zu überdehnen. Vom lateralen Nagelende kann ein Rotationszügel zur Längsstange des Bettgalgens gespannt werden, um die Kippung des Beckens nach außen zu beseitigen.

Die Dauer der notwendigen Bettruhe beträgt bei sicher isolierten SZ vier Wochen, bei allen anderen Formen zwölf Wochen.

Spezieller Teil
Isolierte Symphysenzerreißungen
5 Fälle = 6,58%

Begriffsbestimmung. Unter einer „isolierten SZ" wäre eine Sprengung der Schoßfuge ohne andere Verletzungen des Beckens zu verstehen. Nach den Ergebnissen der Versuche von WESTERBORN und IMHÄUSER kann es jedoch erst dann zum Klaffen der Symphyse kommen, wenn bereits an der Ventralseite mindestens einer KDBF die Bänder eingerissen sind. Auch die Bänder des Beckenbodens reißen ein und ermöglichen dadurch erst, daß die beiden Schambeine auseinanderweichen. Wenn die Bandverletzungen gering sind, schließt sich die Schoßfuge nach Aufhören der Gewalteinwirkung wieder, bei stärkeren Bandzerreißungen bleibt ein verschieden starkes Klaffen bestehen. Das heißt aber, daß bei einer röntgenologisch sichtbaren SZ bereits eine mehr oder weniger starke Sprengung mindestens einer KDBF bestehen muß. Die Erkennung des Ausmaßes dieser zusätzlichen Verletzung ist für die Dauer der Behandlung wesentlich.

Entstehung. In unserem Verletztengut finden sich fünf Fälle, die als isolierte SZ aufgefaßt und behandelt wurden (Tabelle 4). Nach der Entstehung können zwei Gruppen unterschieden werden, und zwar durch indirekte oder durch direkte Gewalt verursachte. Die erste Gruppe (Fall 1 bis 3) entsteht durch Auffallen einer Last auf den Rücken, wodurch das Kreuzbein nach ventral gedrückt und damit der Beckenring dorsal eingedellt werden. Um dem Druck auszuweichen, drehen sich beide Beckenhälften in den KDBF nach lateral und reißen die ventrale Verbindung auseinander. Die Verletzung kann nur dann entstehen, wenn die Gewalteinwirkung sehr kurz ist und es zu keinem Gegendruck von ventral kommt, weil dann eine elliptische Verformung des Beckenringes einträte und es zu Brüchen an den Schmalseiten der Ellipse käme. Meist stehen die Verletzten im Augenblick der Gewalteinwirkung gebückt mit gegrätschten Beinen.

Die durch direktes Trauma entstandenen beiden Fälle sind daran erkennbar, daß gleichzeitig auf einer Seite ein Stück des Schambeines mitausgebrochen ist (Fall 4 und 5).

Von FUCHSIG wurde 1938 ein Fall veröffentlicht, bei dem die Symphyse während einer Turnübung (Wadenstand) durch die Kraft der Adduktoren auseinandergerissen worden war. In unserem Material findet sich weder ein Verletzter mit einem derartigen Unfallshergang noch einer der häufig beschriebenen Rodel- und Bobunfälle.

Behandlung. Bei den durch direkte Gewalteinwirkung entstandenen Fällen mit Bruch des Schambeines genügt Bettruhe bis zum Abklingen der Schmerzen, weil die Diastase nicht durch eine Lockerung des Beckenringes, sondern nur durch Ausbrechen eines kleinen Teiles an der Ventral-

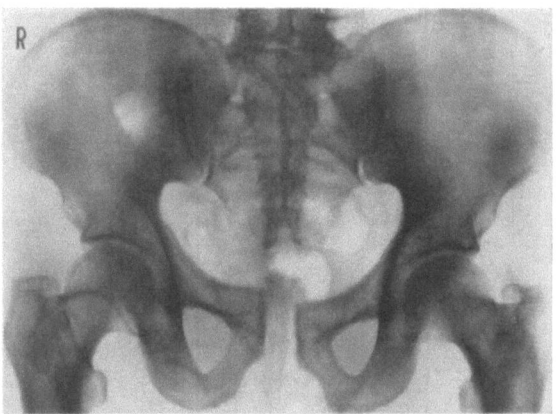

Abb. 11. „Isolierte" SZ, entstanden am 28. 10. 1948, bei einem 51 Jahre alten Bauhilfsarbeiter durch Verschüttung mit Erde (Fall 3). Die Schoßfuge ist 17 mm weit. Es besteht eine Stufe von 7 mm. Sonst ist keine Verletzung zu sehen. Trotzdem kam es nach Abhängen der Beckenschwebe nach acht Wochen zu einer neuerlichen Erweiterung

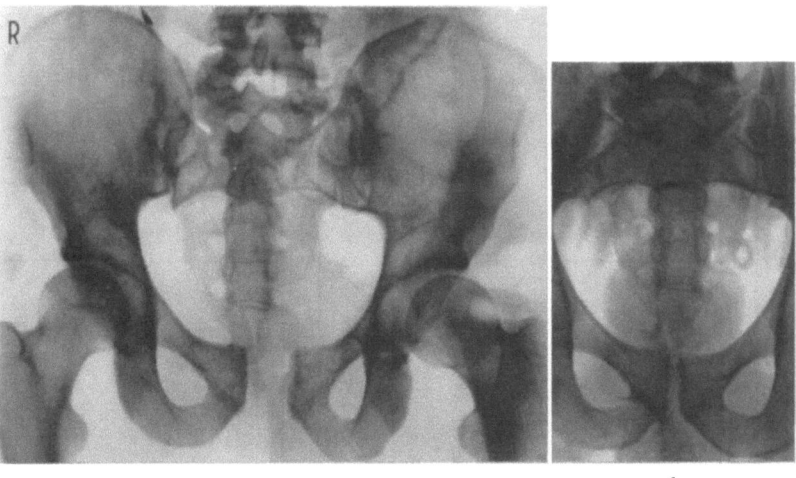

Abb. 12a—b. a) 24. 6. 1938. SZ mit Sprengung der rechten KDBF und Verrenkung der rechten Beckenhälfte nach kranial; b) 16. 9. 1938. Nach zwölf Wochen ist die Symphyse wieder geschlossen und die Verrenkung beseitigt. An der Symphyse und im Bereich der rechten KDBF zarte Verkalkungen (Fall 16)

Spezieller Teil

Tabelle 4. *Übersicht über fünf „isolierte" Symphysenzerreißungen (Fall 1–5)*

Bruchform	Zahl	%	Nr.	Mitverletzungen	Nebenverletzungen	Unfallhergang	Bemerkung
„isoliert"	3	3,95	1	—	—	600 kg aufgefallen	—
			2	—	—	500 kg aufgefallen	—
			3	—	lux. pedis sub talo	Verschüttung	—
	2	2,63	4	Schambein re	—	Motorradsturz	—
			5	Schambein re	Schlüsselbein li	Einklemmung zw. Auto und Straßenbahn	—
Summe		5 = 6,58%					

(offen 0, nicht frisch 0, operiert 0, gestorben 0).

Abkürzungen: bds.: beidseits; ggs.: gegenseitig; gls.: gleichseitig; QF.: Querfortsätze.

Tabelle 5. *Übersicht über 34 Symphysenzerreißungen mit Sprengung der Kreuzdarmbeinfuge (Fall 6–39)*

Bruchform	Zahl	%	Nr.	Mitverletzungen	Nebenverletzungen	Unfallhergang	Bemerkung
	5	6,58	6	—	—	Pferdesturz	—
			7	—	—	Verschüttung	—
			8	—	Oberschenkel gls.	niedergestoßen	
			9	—	Acromion, Scapula ggs.QF.	Absturz 2 m	—
			10	—	Kompressionsbr. L. I	Absturz 2 m	1 d alt
	4	5,26	11	—	Monteggia ggs.	überfahren	
			12	—	Mesenterialriß, Sigmanekrose, QF., Nerven	Einklemmung	—
			13	Kreuzbeinspitze	Mittelfuß ggs.	Absturz 7 m	—
			14	Darmbeinkamm	a. iliaca ext. sin. Dünndarm	Eisenträger aufgefallen	+ nach 3h

Isolierte Symphysenzerreißungen

Tabelle 5 (Fortsetzung)

12	15,79	15 16 17 18 19	— Schambein ggs. Schambein ggs. offen Schambein ggs. Schambein ggs.	— Blase, Urethra Speiche, Knie ggs. Oberschenkel gls. QF. Schädel, Thorax	Einklemmung Verschüttung Einklemmung Verschüttung niedergestoßen	— — — — Absturz 4 m	— — — — + nach 2h
		20 21 22	Schambein ggs. Sitzbein ggs. Kreuzbeinrand	Blase, Speiche gls. Oberschenkel ggs., Schädel Oberschenkel, Oberarm gls. Schädel, Thorax	niedergestoßen niedergestoßen Fahrradsturz		+nach 3,30h 36d alt 37 d alt
		23 24	Kreuzbeinrand Kreuzbeinrand offen	Gekröse, Dünndarm, QF. Blase, Schädel, Kehlkopf, Thorax, QF.	Absturz 20 m Autounfall		+nach 2,45h + nach 5h 38d alt
		25 26	— offen	Blase, QF. Nerven, Samenstrang	Motorradsturz		10d alt
6	7,89	27 28 29 30 31 32	— Sitzbein gls. — Schambein ggs. Sitzbein ggs. Sitzbein ggs.	— QF. Gekröse, Untersch. gls. Nerven — —	— Einklemmung 400 kg aufgefallen niedergestoßen überfahren Autounfall überfahren		— — — — — —
3	3,95	33 34 35	— Sitzbein gls.	Montaggia gls., Schädel, QF. QF., Nerven QF., Handwurzel gls.	Verschüttung Absturz 5 m Autounfall		— — 40d alt
4	5,26	36 37 38 39	KDBF re offen Sitzbein bds. Darmbeinschaufel li Kreuzbeinspitze	Sprunggelenk re Blase, QF. Blase Urethra, Oberschenkel re	Fahrradsturz von Waggon gestürzt Bretter aufgefallen überfahren		— — — + nach 22 d

Summe 34 = 44,73% (offen 3 = 9%; nicht frisch 6 = 18%; operiert 0; gestorben 6 = 18%).

18   Spezieller Teil

seite entstanden ist. Es kommt dann auch nach Belastung nicht mehr zum Auftreten einer größeren Diastase. In beiden Fällen bestand eine Diastase von 12 mm. Die Dauer der stationären Behandlung betrug bei Fall 4, einem 41 Jahre alten Mann, acht Wochen und bei Fall 5, einem 15 Jahre alten Mädchen, zwei Wochen.

Bei den drei anderen Fällen, die durch indirekte Gewalt entstanden waren, betrugen die Diastasen bzw. Stufen bei Fall 1 13/6 mm, beim zweiten 15/7 und beim dritten 17/7 mm (Abb. 11). Der erste, ein 58 Jahre alter Mann, konnte nach acht Wochen Behandlung in der Beckenschwebe aufstehen, ohne daß die auf 7/2 mm verminderte Diastase bzw. Stufe nach Belastung größer geworden wäre. Bei den beiden anderen Fällen kam es jedoch nach dieser Zeit zu einer neuerlichen Erweiterung von 7 auf 10, bzw. von 6 auf 12 mm. Man muß daher annehmen, daß dann, wenn eine Diastase von mehr als 15 mm besteht, die Zerreißung der KDBF bereits so stark ist, daß eine Ruhigstellung für zwölf Wochen notwendig erscheint. Zur Unterstützung dieser Annahme zeigten sich bei diesen beiden Fällen auch zarte Verkalkungen im Bereich einer KDBF als Zeichen einer heilenden Bandverletzung wie bei Fall 16 auf Abb. 12.

Symphysenzerreißungen mit Sprengung der Kreuzdarmbeinfuge
34 Fälle = 44,73%

Begriffsbestimmung. Diese Verletzungsart ist als das nächste Stadium nach der isolierten SZ aufzufassen. Es kann dabei zur Zerreißung ohne Knochenverletzung oder zum Abbruch eines Teiles des Darm- oder

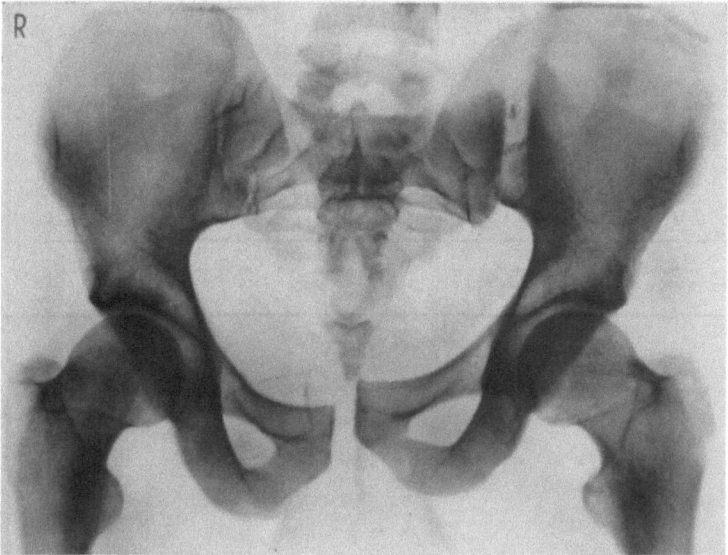

Abb. 13. SZ mit Sprengung der linken KDBF und Abbruch eines Darmbeinkeiles, der mit dem Kreuzbein in Verbindung blieb. An der Symphyse besteht eine Diastase von 10 mm und eine Stufe von 11 mm. Die linke Beckenseite ist nach kranial und lateral verschoben. Entstanden am 8. 6. 1959 bei einem 28 Jahre alten Hilfsarbeiter durch Einklemmung zwischen einem Kran und einer Wand (Fall 27)

Kreuzbeines kommen. Die Darmbeinbruchstücke bleiben mit dem Kreuzbein in Verbindung, die des Kreuzbeines hängen an der verrenkten Beckenseite (Abb. 6, 12 und 13). Die beobachteten Verschiebungen betreffen alle Achsen, haben aber zu dem Unfallhergang keine Beziehung.

Entstehung. Die Verletzung entsteht durch Zusammenpressen des Beckens in schräger Richtung oder durch Einwirken einer außergewöhnlich großen Kraft auf die untere Beckenbegrenzung, worauf auch die zahlreichen, meist auf der Gegenseite des gesprengten KDBF gelegenen Beckenrandbrüche im ventralen Anteil und die Brüche des Kreuzbeinrandes hinweisen. Die Kräfte müssen breit angreifen, weil es sonst eher zu Brüchen direkt an der Einwirkungsstelle und auch weniger häufig zu Verletzungen im Abdomen käme.

Behandlung. Durch entsprechende Wahl der Gewichte an der Beckenschwebe und am Streckverband können die Verrenkungen meistens gut beseitigt werden. Die Dauer der Bettruhe muß zwölf Wochen betragen, weil die zerrissenen Bänder nicht früher heilen.

Symphysenzerreißungen mit vorderen Beckenringbrüchen
7 Fälle = 9,22%

Begriffsbestimmung. Es handelte sich dabei um Fälle, bei denen ein- oder beidseitig beide Schambeinäste gebrochen waren und viermal auch eine Zerreißung der gleichseitigen oder gegenseitigen KDBF bestand.

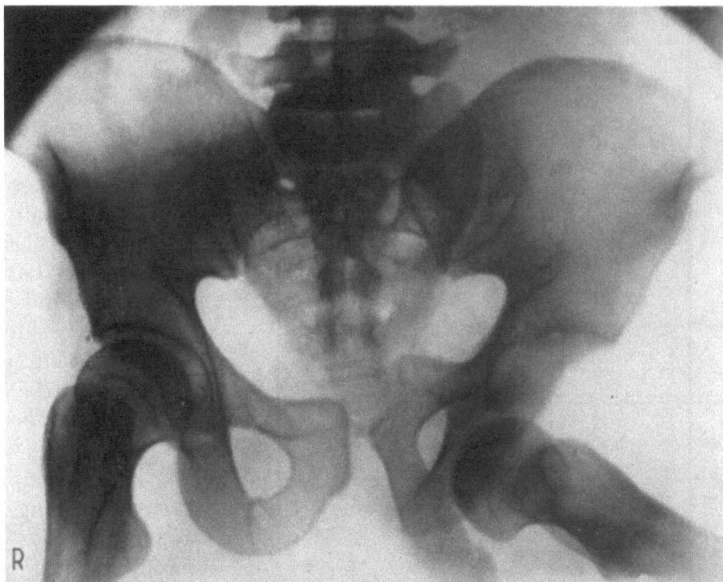

Abb. 14. SZ mit vorderem Beckenringbruch rechts, Sprengung der gegenseitigen KDBF und Verrenkung der linken Hüfte nach vorne, unten, innen (lux. obturatoria), entstanden am 1. 6. 1935 bei einem 27 Jahre alten Mann, der von einem fahrenden Lastwagen absprang und überfahren wurde. Die linke Beckenseite ist nach außen gedreht und in der Sagittalachse gekippt. Der Querfortsatz des vierten Lendenwirbels ist auf der linken Seite durch das Lig. iliolumbale abgerissen und nach caudal-lateral verlagert worden. Der Verletzte ist eineinhalb Stunden nach der Einlieferung wegen Zerreißung der Lunge, Milz und Niere gestorben (Fall 46)

Tabelle 6. *Übersicht über sieben Symphysenzerreißungen mit vorderen Beckenringbrüchen (Fall 40—46)*

Bruchform	Zahl	%	Nr.	Mitverletzungen	Nebenverletzungen	Unfallhergang	Bemerkung
	1	1,32	40	—	QF.	Sturz von Straßenbahn und Einklemmung	—
	2	2,63	41, 42	—	Urethra	500 kg bds. aufgefallen Verschüttung	—
	1	1,32	43	Kreuzbeinspitze	Blase, Urethra, Sigma, Colonablösung	2000 kg aufgefallen	+ nach 3 d
	3	3,95	44, 45, 46	lux. ischiad. gls. lux. obturat. gls.	Milz, Niere, Lunge, Rippen, QF.	Sturz von Straßenbahn überfahren von Auto gefallen, überfahren	1 d alt + nach 1,3 h
Summe	7 = 9,22%				(offen 0; nicht frisch 1 = 14%; operiert 0; gestorben 2 = 28%).		

Meistens kommt es außer der Diastase zu keiner weiteren Kippung.

Entstehung. Wie bei den SZ mit Sprengung der KDBF handelt es sich auch in diesen Fällen um Zusammenpressen des Beckens durch breit angreifende Gewalten, wahrscheinlich von beiden Seiten. Es ist jedoch auch direkte Gewalteinwirkung auf die Schambeine als Verletzungsursache möglich. Einen außergewöhnlichen Fall zeigt Abb. 14.

Behandlung. In der Behandlung bestehen keine Besonderheiten. Nur Fall 40, eine 46 Jahre alte Krankenpflegerin, die von der Straßenbahn gestürzt und zwischen Trittbrett und Rinnstein eingeklemmt worden war, zeigte eine *Verkürzung* der Symphyse (Abb. 15). Es war daher notwendig, diese Verkürzung durch Seitenzüge an beiden Oberschenkeln mit je 1 kg und Längszug am linken Bein mit 8 kg zu behandeln. Nach drei Wochen war die Verkürzung ausgeglichen und die Symphyse 1 mm weit. Es bestand aber noch eine Stufe von 17 mm. Erst als die Symphyse 5 mm breit war, ging die Stufe auf 5 mm zurück. Nach zwölf Wochen wurde die Extension abgenommen. Nach der Belastung verstärkte sich die Stufe auf 7 mm, die Symphyse wurde jedoch nicht mehr weiter.

Symphysenzerreißungen mit Pfannenbrüchen
13 Fälle = 17,11%

Begriffsbestimmung. Die wesentlichste Frage bei allen Verletzungen der Hüftpfanne ist die, ob eine Verrenkung des Oberschenkelkopfes besteht oder nach der Bruchform möglich ist. Während die Verrenkung aus der Hüftpfanne hauptsächlich von der Art der einwirkenden Kräfte abhängt, ist die Möglichkeit einer zentralen Verrenkung von der Art des Pfannenbruches abhängig. Wenn der Bruchspalt durch die Mitte des Pfannenbodens, die etwa durch die spina ossis ischii gekennzeichnet ist, oder caudal davon verläuft, besteht keine Gefahr einer zentralen Verrenkung. Bei Brüchen kranial der Mitte ist eine solche möglich.

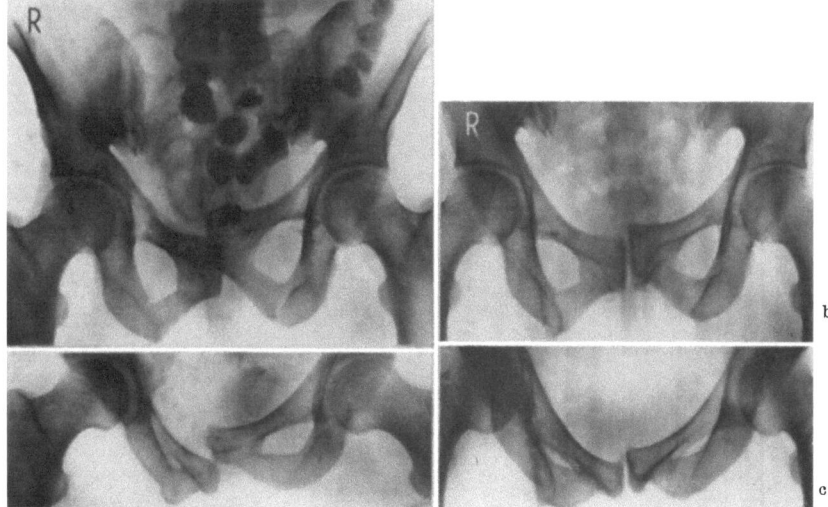

Abb. 15a—c. a) 30. 4. 1956. SZ mit vorderem Beckenringbruch rechts und *Verkürzung* der Symphyse um 12 mm und einer Stufe von 17 mm, entstanden bei einer 46 Jahre alten Krankenpflegerin durch Sturz von der Straßenbahn und Einklemmung zwischen Trittbrett und Randstein (Fall 40); b) Einblicksaufnahme dazu am 4.5.1956. Das linke Schambein steht hinter dem rechten; c) 28. 6. 1960 a.p. und Einblicksaufnahme nach vier Jahren. Die Symphyse ist 5 mm breit, es besteht eine Stufe von 7 mm. Die linke Seite steht noch um 7 mm hinter der rechten. Leichte Verknöcherungen. Die Verletzte ist völlig beschwerdefrei

Entstehung. Die Stelle, an der die Pfanne gebrochen ist, wird durch die Stellung des Oberschenkels im Augenblick der Gewalteinwirkung bestimmt. Bei Ruhestellung des Beines oder beim normalen Stand setzt sich eine auf den großen Rollhöcker einwirkende Kraft entsprechend dem Schenkelhals-Schaftwinkel schräg nach kranial auf den Pfannenboden fort. Der Bruchspalt verläuft daher in der kranialen Hälfte der Pfanne, entsprechend der zentralen Hüftverrenkung Gruppe I nach BÖHLER, Ob der Schenkelkopf dann noch in das Becken hineingeschlagen wird, hängt von der Dauer und Stärke der einwirkenden Kraft ab. Je weiter der Oberschenkel gebeugt oder abduziert wird, um so mehr wirkt die Kraft

Tabelle 7. *Übersicht über 13 Symphysenzerreißungen mit Pfannenbrüchen (Fall 47—59)*

Bruchform	Zahl	%	Nr.	Mitverletzungen	Nebenverletzungen	Unfallhergang	Bemerkung
	4	5,26	47	lux. iliaca gls.	—	Autozusammenstoß	operiert + nach 90d
			48	lux. iliaca gls.	Urethra	überfahren	—
			49	—	Oberschenkel gls., Fersenbein bds., Schädel	Absturz 20 m Balken aufgefallen	+ nach 1 h
			50	—	Oberschenkel gls., Urethra		—
	3	3,95	51	Sitzbein gls.	Oberschenkel gls., Handwurzel gls., Schädel	Motorradsturz	—
			52	spina il. ventr.	Dünndarm	Absturz 7 m	+ nach 1 d
			53	Zentrale Hüftverrenkung	Hirnquetschung	niedergestoßen	
	1	1,32	54	Verrenkungsbruch, Oberschenkel gls.	Unterschenkel bds., Oberschenkel ggs.	Sturz von Lkw, überfahren	+nach 3 h
	1	1,32	55	Sitzbein bds.	Oberschenkel li	überfahren	—
	4	5,26	56	Sitzbein gls.	Blase, Urethra, Dünndarm	Einklemmung	+ nach 1 h
			57		Kompressionsbruch D XII, L I., QF., Nerven	Motorradsturz, überfahren?	Probelap. + nach 15 min.
			58	lux. iliaca gls., Darmbein ggs.	Urethra, Thorax	überfahren	operiert
Kind!			59		Harnröhre	überfahren	

Summe 13 = 17,11% (offen 0; nicht frisch 0; operiert 2 = 15%; gestorben 6 = 46%).

horizontal auf den Pfannenboden und schert daher nur die caudale Hälfte quer ab.

Die Verbindung von Pfannenbruch und SZ erfordert das Zusammenwirken zweier verschiedener Vorgänge. Bei den vier Fällen mit Pfannenbrüchen in der caudalen Hälfte (Fall 47 bis 50) handelt es sich um ein Zusammenwirken von Stauchung und Hebelwirkung, was schon daran zu erkennen ist, daß drei davon Hüftverrenkungen hatten (Hüftverrenkung Gruppe V nach BÖHLER). Der Mechanismus ist wahrscheinlich so, daß das in der Hüfte gebeugte Bein gewaltsam abduziert wird. Der dabei entstehende Druck auf die Pfanne und gleichzeitige Zug der Adduktoren am Schambein führen zu einem Biegungsbruch des Pfannenbodens und zur SZ. Wenn der Körper dann nach vorne über das Bein fällt, dreht sich der Schenkelkopf nach dorsal aus dem Gelenk (Fall 47, 48 und 58). Selten handelt es sich in diesen Fällen um glatte Brüche, sondern fast immer sind Keile aus der Pfanne ausgebrochen, die ein Einrichtungshindernis bilden können (Abb. 16). Bei den beiden Fällen 49 und 50 wäre es wahrscheinlich auch zur Verrenkung gekommen, wenn nicht vorher der Oberschenkel selbst gebrochen wäre.

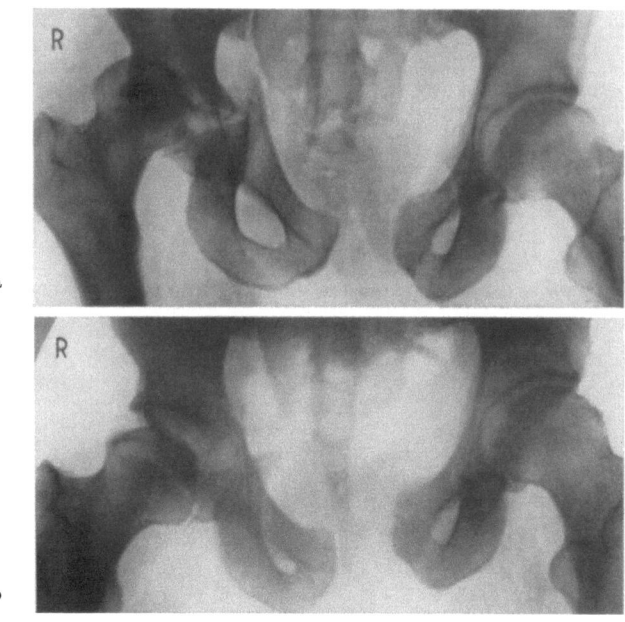

Abb. 16a—b. a) Hüftverrenkung Gruppe V (mit Bruch des Pfannenbodens) und SZ, entstanden am 25. 9. 1940 bei einem 41 Jahre alten Buchhalter durch Autozusammenstoß (Fall 47); b) Nach der Reposition. Der Kopf tritt nicht in die Pfanne ein, weil ein Knochenkeil als Hindernis im Gelenk liegt. 14 Tage später, nach Abklingen des Blutergusses wurde das Hüftgelenk eröffnet und der Kopf in die Pfanne eingestellt. Gleichzeitig Naht der Symphyse. Der Verletzte ist an Beckenvenenthrombose gestorben

Die drei Fälle mit Bruchspalten wie bei zentraler Hüftverrenkung Gruppe I (Fall 51 bis 53) entstanden durch eine nachträgliche Kompression des Beckens, nachdem die Hüfte eingeschlagen worden war. Am deutlichsten ist der Vorgang bei Fall 52, einem 27 Jahre alten Elektromonteur, der auf einem Leitungsmast arbeitete. Plötzlich neigte sich der Mast, und der Mann stürzte aus 7 m Höhe auf seine rechte Hüfte. Unmittelbar darauf fiel der Mast auf die linke Seite des Verletzten, wodurch der linke obere Darmbeinstachel gebrochen wurde und die SZ eintrat.

Eine Verbindung beider Mechanismen zeigt Fall 54, ein 43 Jahre alter Chauffeur, der von einem fahrenden Lkw abgesprungen und überfahren worden war (Abb. 17).

24 Spezieller Teil

Durch den Sturz auf die linke Hüfte zog er sich zunächst eine zentrale Hüftverrenkung Gruppe I zu. Als dann der Oberschenkel aus der Pfanne gedreht wurde, konnte der Kopf nicht mehr so leicht austreten. Eine Kalotte wurde abgeschert und blieb

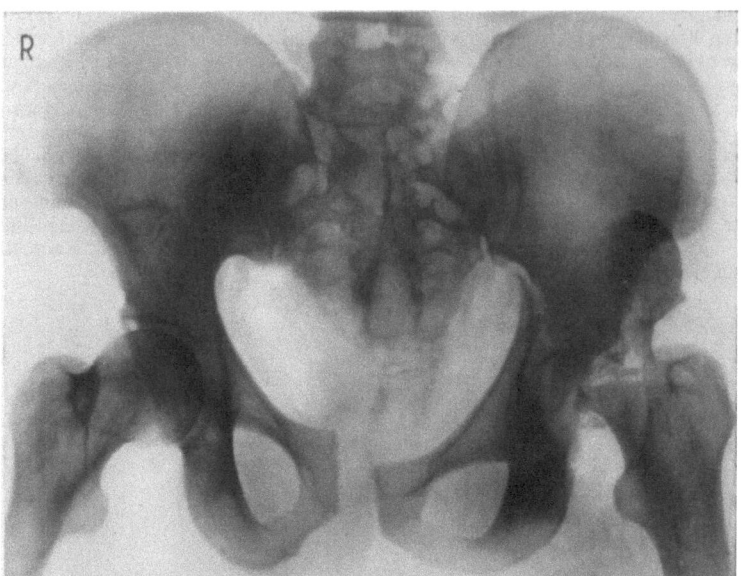

Abb. 17. SZ mit Bruch der linken Pfanne kranial der Mitte und Verrenkungsbruch des Oberschenkels, entstanden am 4. 8. 1941 bei einem 43 Jahre alten Kraftwagenfahrer durch Sturz von einem Lastkraftwagen und Überfahrenwerden (Fall 54)

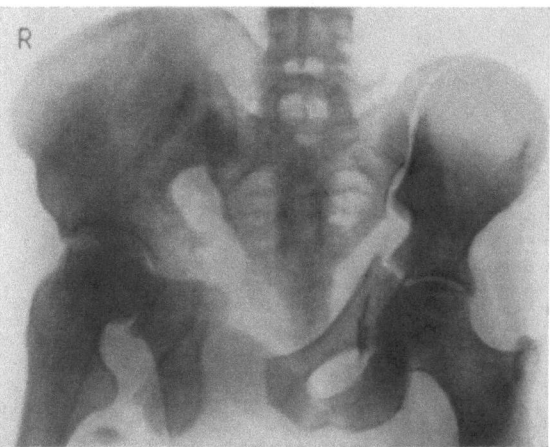

Abb. 18. Offene SZ mit Bruch beider Pfannen und Zerreißung der rechten KDBF (dreifacher Beckenringbruch, Fall 70), entstanden am 17. 9. 1947 bei einem 42 Jahre alten Hilfsarbeiter durch Einklemmung zwischen einem Auto und einem Lichtmast. Links besteht eine zentrale Hüftverrenkung Gruppe I, rechts geht der Bruchspalt durch die Pfannenmitte, so daß keine zentrale Verrenkung möglich ist. Das rechte Bein ist stark auswärtsgedreht (trochanter minor sichtbar). Das ausgebrochene Stück ist mit dem Bein verdreht. Bei der Wundversorgung wurde die Symphyse genäht, weil sonst keine Naht der zerrissenen Harnröhre möglich war. *Primäre* Hautnaht, sekundäre Wundeiterung und später Decubitus

in der Pfanne liegen. Schließlich führte eine neuerliche Gewalteinwirkung auf den verrenkten Teil dazu, daß auch der kraniale Kopfrest am Pfannendach gebrochen wurde.

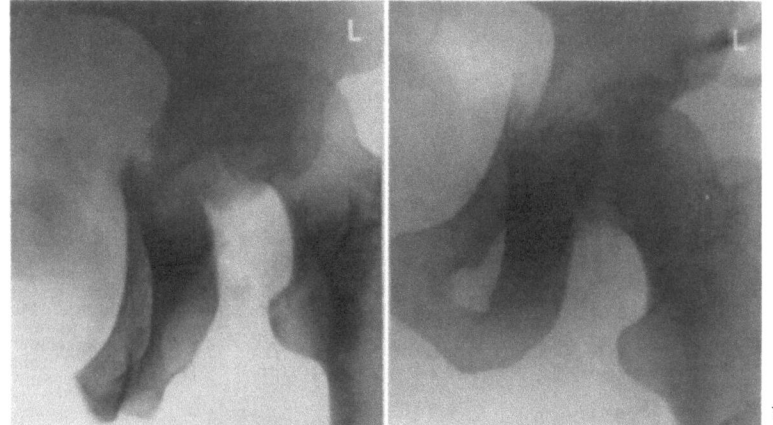

Abb. 19a—b. SZ mit Bruch der linken Pfanne und Hüftverrenkung, entstanden am 21. 11. 1959 bei einem 41 Jahre alten Monteur durch Mitgerissenwerden von einem Kran. a) Vor der Reposition ist der ventrale Beckenteil nach caudal gekippt; b) Nach der Reposition ist die Kippung fast ganz beseitigt und auch die Stellung der Symphyse besser geworden (Fall 48)

Der symmetrische Pfannenbruch und die vier Fälle mit gekreuzten Malgaigneschen Frakturen sind durch starke schräge oder seitliche Kompression des Beckens entstanden (Abb. 18).

Behandlung. Das Hauptaugenmerk ist der Behandlung der Hüfte zu widmen. Wenn eine Hüftverrenkung besteht, wird durch ihre Einrichtung meistens die Stellung des gebrochenen Beckenteiles und auch der Symphyse besser (Abb. 19), da die Verschiebungen von der Beinstellung abhängig sind. Sobald die Muskulatur wieder im Gleichgewicht ist, kann manchmal auf die Anwendung der Beckenschwebe verzichtet werden, oder man verwendet sie mit ungekreuzten Zügen. Bei keinem Fall mit zentraler Hüftverrenkung darf die Beckenschwebe verwendet werden, weil dadurch eine neuerliche Verschiebung des Schenkelkopfes nach innen eintreten würde. Wenn es sich um offene SZ handelt oder wenn Verletzungen der ableitenden Harnwege eine Operation erfordern, kann man sich in diesen Fällen zur Naht der Symphyse entschließen. Vorher muß aber unbedingt die Hüftverrenkung beseitigt worden sein, da sonst die Stellung der Hüfte eher schlechter wird und die Reposition im Dauerzug nicht mehr möglich ist. Der Verfasser konnte einen Fall dieser Art obduzieren, bei dem in einem anderen Krankenhaus nach der Versorgung einer Blasenruptur auch die Symphyse durch Drahtnähte vereinigt worden war. Wegen der Dringlichkeit der abdominellen Erscheinungen war die Einrichtung der zentralen Hüftverrenkung zunächst aufgeschoben worden. Sie gelang in den folgenden drei Tagen in Extension nicht mehr. An der Leiche sah man, daß die Bruchstücke durch die Symphysennaht so verkeilt waren, daß der Pfannenboden nicht aus dem Becken herausgezogen werden konnte.

Wenn keine Anzeige zu einer Operation besteht, soll man es unterlassen, die Symphysennaht auszuführen. In diesen Fällen ist es besser, zunächst nur im Streckverband wie bei einer gewöhnlichen zentralen Hüftverrenkung zu behandeln und nach vier Wochen versuchsweise die Hängematte mit nur 3 kg Belastung anzulegen. Wenn dadurch keine

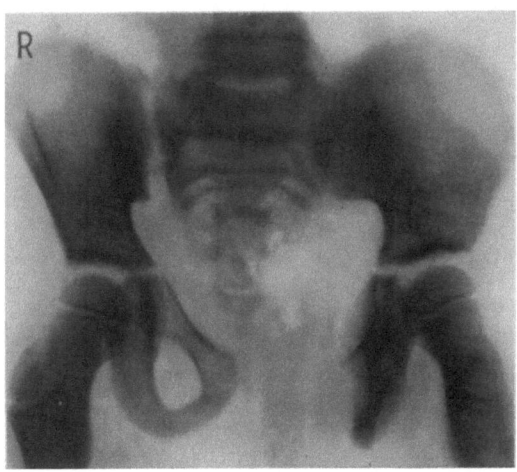

Abb. 20. Epiphysenlösung mit Sprengung der rechten KDBF und Drehung im sogenannten Y-Knorpel der linken Seite, entstanden am 28.10.1948 bei einem 7 Jahre alten Knaben durch Überfahrenwerden (Fall 59). Bei der Versorgung einer Harnröhrenruptur Naht der Symphyse. Später wegen Verdachts auf Pyelonephritis an eine urologische Fachstation verlegt. Er war dort bis 1950 in ambulanter Kontrolle. Leider sind keine Röntgenbilder des Beckens mehr gemacht worden. Zur Nachuntersuchung ist der Verletzte nicht erschienen

Verschlechterung der Stellung im Hüftgelenk eintritt, kann die Hängematte belassen werden. Leider ist gerade diese Verletzungsgruppe, entsprechend der Schwere der Unfälle, mit einer hohen Sterblichkeit belastet, so daß unsere Erfahrungen nicht sehr groß sind. Von unseren 13 Fällen sind insgesamt sieben (53%) gestorben. In vier anderen Fällen konnte auf konservativem Weg eine gute Stellung der Symphyse erreicht werden. Nur bei einem sieben Jahre alten Knaben wurde bei der Versorgung einer Harnröhrenverletzung auch die Symphysennaht vorgenommen (Abb. 20).

Symphysenzerreißung mit Bruch der Darmbeinschaufel
4 Fälle = 5,26%

Begriffsbestimmung. Unter diese Gruppe fallen zwei verschiedene Bruchformen des Darmbeines. Der Bruchspalt kann von der incisura ischiadica maior seinen Ausgang nehmen oder in der KDBF beginnen. In beiden Fällen zieht er schräg nach kranial durch den Darmbeinkamm.

Entstehung. Entsprechend den beiden verschiedenen Bruchformen können auch zwei Unfallmechanismen abgeleitet werden. Bei der ersten Gruppe (Fall 60, 61) handelt es sich um Motorradstürze, bei denen das Becken schräg von ventral-caudal getroffen wird. Bei der anderen Gruppe (Fall 62, 63) wirkt die Gewalt wahrscheinlich direkt auf die Ventralseite des Darmbeinkammes ein (Abb. 21). Wenn die Gewalt auch den Trochanter träfe, müßte es zu einer zentralen Hüftverrenkung Gruppe II kommen.

Symphysenzerreißung mit Bruch des Kreuzbeinkörpers
4 Fälle = 5,26%

Begriffsbestimmung und Entstehung. Während Abbrüche des Kreuzbeinflügels im Rahmen einer Sprengung der KDBF oder bei Brüchen der Kreuzbeinspitze vergleichsweise häufig vorkommen, sind Brüche des

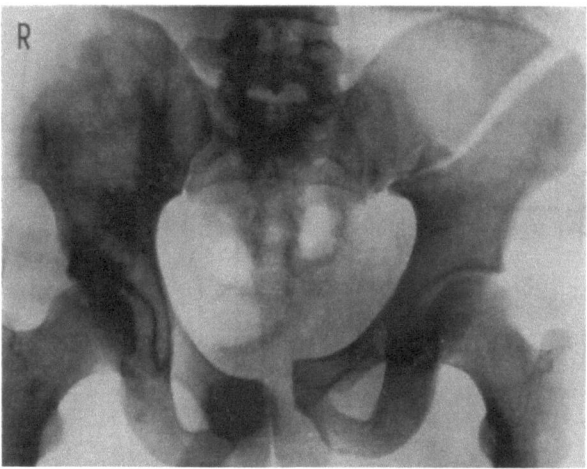

Abb. 21. SZ mit Bruch des Darmbeines von der KDBF ausgehend, entstanden am 30. 12. 1946 bei einem 20 Jahre alten Schlosser durch Absturz aus 10 m Höhe (Fall 62)

Kreuzbeinkörpers seltener und bedürfen einer ganz besonders großen Gewalt. In zwei Fällen (Fall 64, 65) bestanden Längsfissuren durch den Körper, in zwei anderen Fällen (66, 67), bei denen außerdem eine KDBF zerrissen bzw. ein Darmbein gebrochen war, bestand auch eine Verschiebung der Kreuzbeinbruchstücke gegeneinander.

Behandlung. Bei Fissuren des Kreuzbeins ist die Behandlung von der üblichen nicht verschieden. Ein Verletzter mit Verschiebung des Kreuzbeinfragmentes ist gestorben. Beim vierten Fall (66), einem 40 Jahre alten Mechaniker, der bei einem Motorradrennen gestürzt war, konnte durch die konservative Behandlung mit Beckenschwebe und Streckverband keine Heilung der SZ erreicht werden. Nach Abnahme der Extension nach drei Monaten trat eine neuerliche Erweiterung der Schoßfuge auf 23 mm ein. Dann wurde die Drahtnaht ausgeführt, die jedoch wegen Eiterung nach sechs Monaten wieder entfernt werden mußte. Die Symphyse heilte in dieser Zeit. Bei der Nachuntersuchung nach fünf Jahren war sie 2 mm breit. Der Verletzte gab an, völlig beschwerdefrei zu sein! (Abb. 22).

Symphysenzerreißungen mit dreifachen Beckenringbrüchen und Beckenzertrümmerungen
9 Fälle = 11,84%

Diese neun Fälle sind als die schwersten Verletzungen des Beckens zu betrachten (Abb. 23). Es handelte sich immer um zusätzliche Spren-

Tabelle 8. *Übersicht über vier Symphysenzerreißungen mit Bruch der Darmbeinschaufel (Fall 60—63)*

Bruchform	Zahl	%	Nr.	Mitverletzungen	Nebenverletzungen	Unfallhergang	Bemerkung
	2	2,63	60 61	—	Harnblase, Urethra, Knie gls.	Motorradsturz Motorradsturz	— —
	2	2,63	62 63	—	Harnblase, Schädel lux. coxi erecta gls.	Absturz 10 m Absturz 8 m	— —

Summe 4 = 5,26% (offen 0; nicht frisch 0; operiert 0; gestorben 0).

Tabelle 9. *Übersicht über vier Symphysenzerreißungen mit Bruch des Kreuzbeinkörpers (Fall 64—67)*

Bruchform	Zahl	%	Nr.	Mitverletzungen	Nebenverletzungen	Unfallhergang	Bemerkung
	2	2,63	64 65	Sitzbein bds.	Oberschenkel gls. Schädel	Einklemmung Motorradsturz	— —
	2	2,63	66 67	Sitzbein bds.	Unterschenkel bds., Fuß re Vorderarm re, Oberarm li, Fersenbein bds.	Motorradsturz Absturz 18 m	3 d alt operiert nach 3 Mon. + nach 2,20 h

Summe 4 = 5,26% (offen 0; nicht frisch 1 = 25%; operiert 1 = 25%; gestorben 1 = 25%).

gungen beider KDBF, gleichzeitige Brüche der Pfanne oder der Schambeine und zahlreiche Beckenrandbrüche. Besonders die häufigen Kreuz-

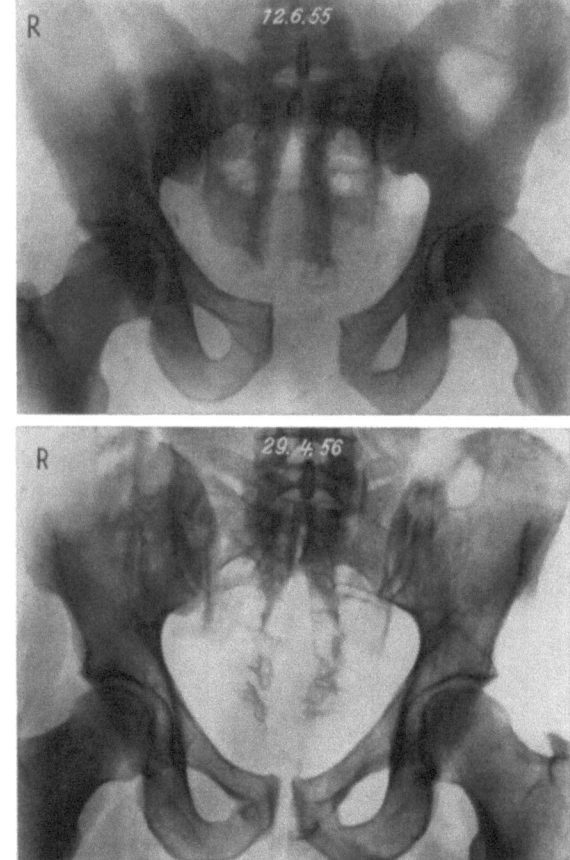

Abb. 22a—b. a) 12. 6. 1955: SZ mit Längsbruch des Kreuzbeinkörpers und des rechten Darmbeines von der incisura ischiadica maior ausgehend (Fall 66), entstanden bei einem 40 Jahre alten Mechaniker durch Sturz bei einem Motorradrennen. Nach drei Monaten noch keine Heilung. Dann Symphysennaht, anschließend Eiterung; b) 29. 4. 1956, nach Entfernung der Drahtnaht. Bei einer Nachuntersuchung am 4. 9. 1960 war die Symphyse nur noch 2 mm breit. Die Röntgendarstellung der Harnröhre ergab keine Besonderheiten

und Steißbeinbrüche sind auffallend. Die Behandlung richtet sich zunächst nach den zahlreichen Nebenverletzungen. Wenn diese überlebt werden, können die SZ und die Beckenbrüche in der üblichen Weise versorgt werden. Bei zwei Fällen mit offener Zerreißung (Fall 68, 70) haben wir uns zur Drahtnaht der Symphyse entschlossen (s. Abb. 18).

Offene Symphysenzerreißungen

Unter allen 76 Verletzten hatten sechs (8,2%) eine offene SZ (Fall 24, 26, 68, 69, 70 und 75). In einem siebenten Fall (36) war die zerrissene

Tabelle 10. *Übersicht über neun Symphysenzerreißungen mit dreifachen Beckenringbrüchen und Beckenzertrümmerungen. (Fall 68—76)*

Bruchform	Zahl	%	Nr.	Mitverletzungen	Nebenverletzungen	Unfallhergang	Bemerkung
	4	5,26	68	offen, Steißbein	Hand, Vorderarm re	Verschüttung	operiert
			69	offen, Kreuzbein	Oberarm, Oberschenkel li, Rectum, Hoden	Motorradsturz	+nach 4,45h
			70	offen	Urethra, Prostata, Unterschenkel re	Einklemmung	operiert
			71	—	Handwurzel li	Verschüttung	—
	5	6,58	72	lux. iliaca re, Kreuzbeinrand	Harnblase	von Lkw gestürzt	+nach 4,10h
			73	Steißbeinverrenkung	Speiche li	Baumstamm aufgefallen	
			74	Kreuzbeinrand	Oberschenkel li, Unterschenkel re, Blase, Urethra, Nerven	Baumstamm aufgefallen	+nach 3 h
			75	offen	Urethra	Auto niedergestoßen	+nach 2,40h
			76	—	Blase, Thorax, Pneu, Fuß re, Nerven	Verschüttung	+nach 2,30h
Summe	9 = 11,84%			(offen 4 = 44%; nicht frisch 0; operiert 2 = 22%; gestorben 5 = 56%).			

KDBF von dorsal eröffnet. Es handelte sich um Wunden von verschieden großer Ausdehnung zwischen 100 : 70 und 300 : 150 mm, die vom Damm gegen eine oder beide Leistenbeugen zogen und in denen man neben Bruchstücken der Schambeine die zerfetzten Muskeln und manchmal auch den Samenstrang und die Harnröhre sehen konnte. Röntgenologisch wiesen diese Fälle die größten Diastasen von 28 bis 100 mm auf, im Durchschnitt 50 mm.

Die Behandlung besteht in der gewissenhaften Reinigung der Wunden und Versorgung der zerrissenen Harnröhre oder Blase. In zwei Fällen konnte die Harnröhre erst nach Naht der Symphyse vereinigt werden (Fall 68, 70). Da die Wunden als infiziert zu betrachten sind, ist es besser, sie offen zu lassen und am vierten Tag die Sekundärnaht auszuführen. Man kann schon bei der primären Versorgung zur Vereinfachung der Sekundärnaht die Nähte legen und die langgelassenen Fadenenden durch eine

Klemme festhalten. Die sofortige Naht bringt die Gefahr der Sekretstauung und Absceßbildung, auch wenn die Höhlen gut drainiert sind.

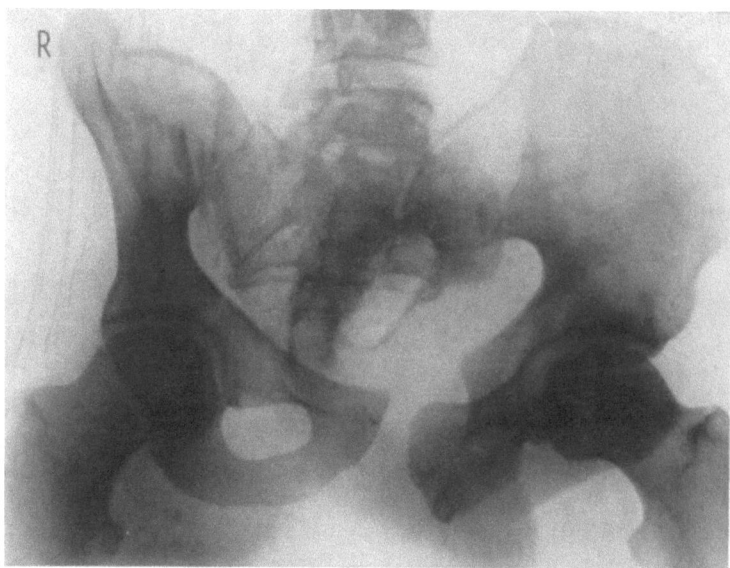

Abb. 23. Beckenzertrümmerung, entstanden am 1.8.1958 bei einem 28 Jahre alten Bauhilfsarbeiter durch Verschüttung unter einer Kippwagenladung Zement (Fall 76). Drei Stunden nach der Einlieferung gestorben

Bei Fall 68 (Abb. 24) wurde nach Reinigung der Wunden, Naht der Symphyse und der Harnröhre nach vier Tagen die Sekundärnaht ausgeführt. Es kam zu einer Infektion des ebenfalls eröffneten rechten Hüftgelenkes, die jedoch durch Ruhigstellung im Beckenbeingipsverband beherrscht werden konnte. Die Wunden heilten ohne Störungen. Bei Fall 70 hingegen wurde nach ausreichender Drainage die Haut sofort genäht. Der gestaute Bluterguß vereiterte, die Nähte mußten entfernt und Einschnitte vorgenommen werden. Die Wundflächen reinigten sich langsam, es bildete sich aber ein ausgedehnter Decubitus, der die Behandlungsdauer erheblich verlängerte. Fall 26 war im Arbeitsunfallkrankenhaus Salzburg versorgt worden und kam nach 37 Tagen in unser Krankenhaus. Nach Heilung der SZ mußte bei ihm eine Sphinkterplastik vorgenommen werden, da er wegen Nervenverletzung inkontinent war. Bei Fall 36, bei dem die rechte KDBF eröffnet und mit Stuhl verschmutzt war, wurde ebenfalls nach primärer Ausschneidung am vierten Tag die Sekundärnaht ausgeführt. Die Heilung erfolgte ohne Störungen.

Von diesen sechs Fällen sind drei (50%) drei bis vier Stunden nach der Einlieferung gestorben.

Nicht frische Symphysenzerreißungen

Begriffsbestimmung. In unserem Verletztengut finden sich acht Fälle, die nicht am Tag des Unfalles in unsere Behandlung kamen (Fall 10, 25, 26, 31, 32, 35, 45 und 66). Für die Beurteilung des Behandlungserfolges fallen fünf Verletzte aus. Fall 10 und 45 waren am Tag nach dem Unfall, Fall 66 am dritten Tag eingeliefert worden. Sie sind also nicht als „alt" zu bezeichnen. Ein Verletzter (Fall 26) war schon vorher auswärts operativ versorgt worden, so daß außer Bettruhe keine weitere Behandlung nötig war, und bei einem fünften Fall (31) bestand keine wesentliche

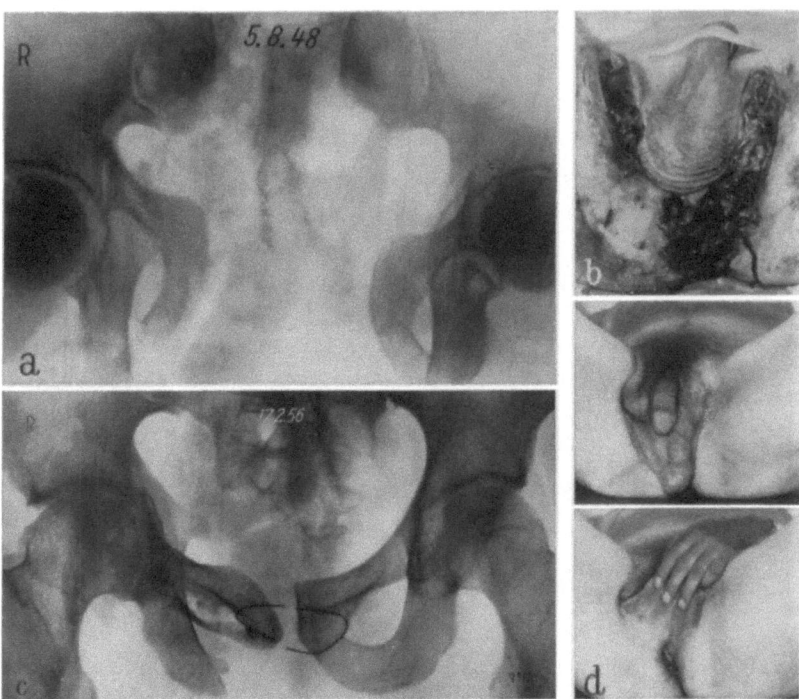

Abb. 24a—d. a) Offene SZ mit Bruch beider Schambeine, entstanden am 5. 8. 1948 bei einem 37 Jahre alten Maurer durch Verschüttung unter einer Mauer (Fall 68); b) Photographie dieses Falles vor der Wundversorgung; c) 17. 2. 1956: Röntgenkontrolle anläßlich einer Begutachtung. Da ein Teil des rechten unteren Schambeinastes fehlte, wurde nur eine Drahtschlinge angelegt. Die Schlinge ist nach der Belastung gebrochen. In der rechten Hüfte sind die Folgen der Infektion zu erkennen; d) 23.6.1960: Photographie des Dammes. Die Wunden sind verheilt (sekundäre Naht am vierten Tag)

Verschiebung mehr. Grundsätzlich ist eine Heilung einer alten SZ auch auf konservativem Weg möglich, da sowohl die Symphyse als auch die KDBF erst in der elften und zwölften Woche nach der Verletzung fest verheilen. Bis zur zehnten Woche ist es möglich, die Stellung durch Verändern der Zug- und Druckgewichte zu verändern. KRÖMER hat bereits 1938 diese Tatsachen an einem Fall unseres Materials demonstriert (Fall 71). Seine Beobachtung wurde vom Verlauf einiger anderer Fälle bestätigt.

Behandlung. Auch die drei veralteten Fälle, die 10 bis 40 Tage nach dem Unfall in unser Krankenhaus kamen, wurden konservativ behandelt. Fall 32 hatte bei der Einlieferung nach 16 Tagen eine Diastase von 13 mm und eine ebenso große Stufe. Beide Verschiebungen konnten um je 3 mm auf 10 mm vermindert werden. Bei Fall 25 bestand zur Zeit der Einlieferung in unser Krankenhaus — 36 Tage nach dem Unfall - eine Diastase von 25 mm mit einer 5 mm hohen Stufe. Nach Verminderung des Symphysenabstandes auf 15 mm kam es zu einer Zunahme der Stufe auf 12 mm. In dieser Stellung heilte die SZ auch. Fall 35 schließlich, ein 40 Jahre alter Offizier aus Afghanistan, der in Persien bei einem Autozusammenstoß verletzt worden war, kam 40 Tage nach dem Unfall in unsere Behandlung. Es bestand eine Diastase der Symphyse von 45 mm und eine Stufe von 30 mm. Auch in diesem Fall war es möglich, durch konservative Behandlung beide Verschiebungen zu vermindern, so daß die Verletzung mit 25/3 mm ausheilte. In der zweiten Behandlungswoche mußte bei ihm die Belastung der Beckenschwebe auf beidseits je 7 kg erhöht werden.

Folgerungen. Aus diesen drei Fällen kann man schließen, daß eine konservative Heilung einer bis zu 40 Tage alten SZ möglich ist, wobei die Gewichte der Beckenschwebe manchmal auf mehr als 5 kg erhöht werden müssen. Eine Annäherung der beiden Schambeine auf weniger als 15 mm ist nicht zweckmäßig, weil dann das inzwischen stark gewordene Narbengewebe ein weiteres Zusammenrücken verhindert und zur Verstärkung der Stufe durch Abweichen einer Seite nach kranial oder caudal führt. Bei Fällen, die älter als zwei Wochen sind, soll die Dauer der Ruhigstellung zwölf Wochen vom Beginn der Behandlung an betragen.

Weiterer Verlauf der konservativen Behandlung

Stellung des Beckens. Zur Überprüfung des Behandlungserfolges müssen am Tag nach Behandlungsbeginn, nach einer Woche, bis zur vierten Woche einmal wöchentlich und dann alle zwei Wochen Beckenübersichtsaufnahmen in der Beckenschwebe gemacht werden. Man findet dann, daß sich in der Regel die Diastase schon innerhalb der ersten Tage um durchschnittlich 50 bis 60% des ursprünglichen Abstandes vermindert. Dann tritt meistens ein vorübergehender Stillstand ein, und erst zwischen der dritten und vierten Woche wird die Diastase fast völlig beseitigt. Es kann dabei zum Auftreten einer stärkeren Stufe kommen, weil das Narbengewebe bereits so stark ist, daß es kein weiteres Zusammenrücken mehr erlaubt und eine Beckenseite nach kranial oder caudal abdrängt. Man soll daher das Gewicht an der Beckenschwebe nicht erhöhen, wenn in der zweiten und dritten Woche kein Fortschritt erzielt wird, sondern die vierte Woche abwarten, um keine größere Stufe oder Verkürzung zu erzeugen. Bei völliger Loslösung einer Beckenseite durch einen doppelten Vertikalbruch kann eine Stufe dann entstehen, wenn das Bein auf der verletzten Seite zu stark abgespreizt wird. Dadurch würde der das Hüftgelenk überspringende m. psoas gedehnt. Statt dessen zieht er das abduzierte Bein samt der verrenkten Beckenhälfte zu seinem Ursprung an der Wirbelsäule, wodurch die Stufe an der Symphyse entsteht (Abb. 25). Über den Ausgleich von Verschiebungen nach kranial kann keine Regel abgeleitet werden. Wann die Stufen im Bereich der KDBF ausgeglichen sind, hängt im wesentlichen von der Wahl der Extensionsgewichte ab.

Röntgenologisch sichtbare Heilungsvorgänge. Im Bereich der Symphyse ist eine Callusbildung, wie sie bei Knochenbrüchen beobachtet wird, nicht möglich, da es sich um ein völlig anderes Gewebe handelt und die Ver-

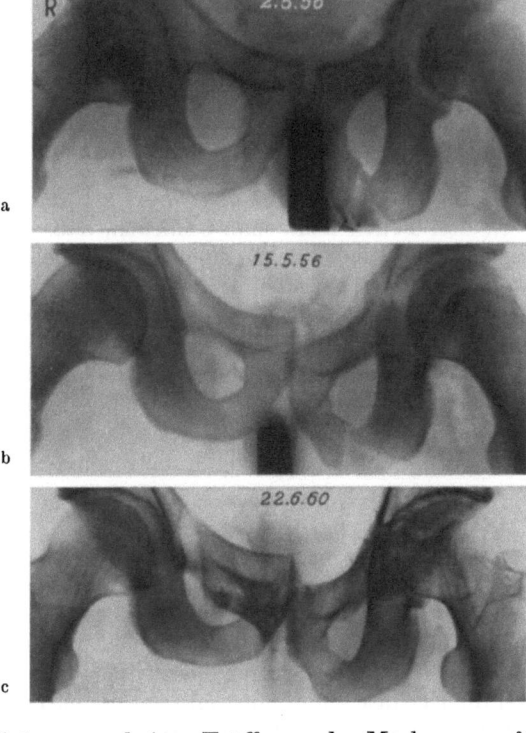

Abb. 25 a — c. Entstehung einer Stufe und Verkürzung der Symphyse während der Behandlung in der Beckenschwebe mit Extension. Es handelt sich um eine SZ mit Bruch der linken Pfanne und Sprengung der rechten KDBF, entstanden am 18. 4. 1956 bei einem 31 Jahre alten Elektriker durch Überfahrenwerden. Bei der Einlieferung bestanden eine Diastase von 15 mm und eine Stufe von 3 mm (Fall 57). a) 2. 5. 1956, zwei Wochen nach dem Unfall. Diastase 2 mm, Stufe 5 mm; b) 15. 5. 1956, vier Wochen nach dem Unfall. Verkürzung 5 mm, Stufe 12 mm; c) 22. 6. 1960, vier Jahre nach dem Unfall. Die Stellung ist gegenüber der letzten Aufnahme unverändert. Verknöcherung der Symphyse

letzung zu keiner Eröffnung des Markraumes führt. In manchen Fällen kann man jedoch wolkige Kalkeinlagerungen in abgerissene Band- und Muskelreste sehen, die frühestens in der zehnten Woche nach dem Unfall schattengebend werden. Es handelt sich um bizarre Formen, die schon anfänglich ihre spätere Gestalt erkennen lassen und dann nur noch an Kalkdichte zunehmen (Abb. 26).

Zwischen dem Auftreten dieser Verkalkungen und der ursprünglichen Verschiebung besteht kein Zusammenhang, wohl aber zwischen der bestehenbleibenden Diastase oder Stufe. Von den 38 Fällen mit einer Diastase von 0 bis 10 mm verkalkten 25, oder 66%. In fünf Fällen (13%) kam es nach einer Mindestzeit von vier Jahren zu einer fast völligen Überbrückung. In einem Fall mit einer endgültigen Verschiebung von 10/10 mm war das schon nach vier Monaten eingetreten

In der 13 Fälle umfassenden Gruppe mit einer Diastase von 11 bis 20 mm bei Behandlungsabschluß traten nur bei 5, oder 38%, der Fälle Verkalkungen auf. Die ersten Zeichen waren nach durchschnittlich 14 Wochen sichtbar. In der letzten Gruppe (5 Fälle) mit Bestehenbleiben eines Abstandes von mehr als 20 mm ist auch nach einer Beobachtungsdauer von durchschnittlich zwei Jahren keine Verkalkung eingetreten (Abb. 27).

Die Erklärung für dieses Verhalten ist darin zu suchen, daß nur der Symphysenknorpel selbst die Fähigkeit besitzt, unter der Einwirkung der Verletzung zu verknöchern, wie auch kleinste Traumen zur Knochenneubildung nach Art eines Arthrosis deformans führen sollen. Das Narbengewebe, das sich zwischen den beiden Seiten bildet, hat diese Eigenschaft nicht. Es kann daher nur dann zu einer knöchernen Über-

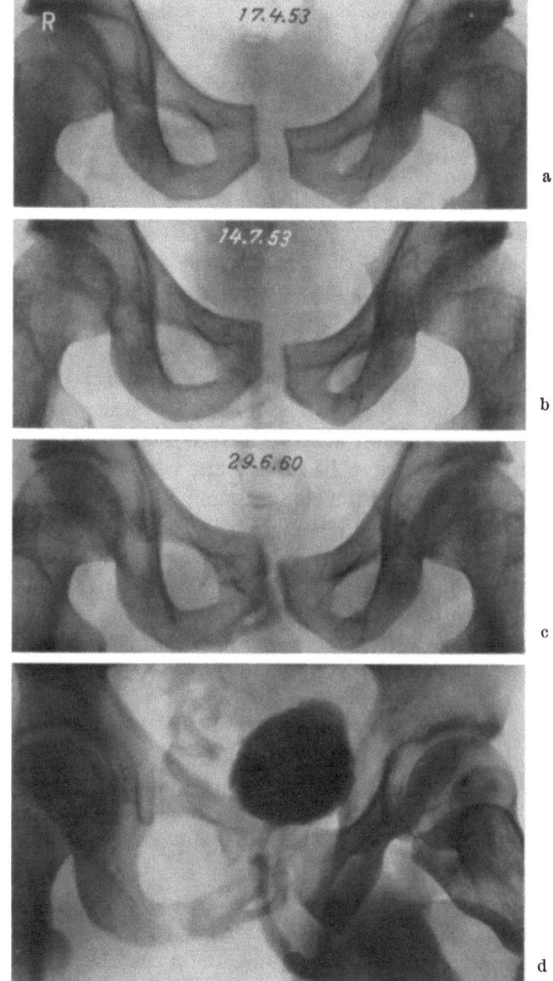

Abb. 26a—d. Entstehung von Verknöcherungen. Es handelte sich um eine SZ mit Sprengung einer KDBF und Bruch des gegenseitigen Sitzbeines, entstanden am 7. 4. 1953 bei einem 39 Jahre alten Polizisten, der als Radfahrer von einem Auto niedergestoßen und überfahren wurde (Fall 32). a) 17. 4. 1953, keine Verschattung; b) 14. 7. 1953, drei Monate später beginnende Verschattung am rechten unteren Schambeinast durch Knochenneubildung von abgelöstem Periost; c) 29. 6. 1960, Verknöcherungen bei der Nachuntersuchung; d) Miktionsbild des gleichen Falles. Die Verknöcherungen haben die Harnröhre nicht beeinträchtigt

brückung kommen, wenn sich der Knorpelbelag beider Schambeine wenigstens teilweise berührt. Knochenschatten bei größeren Diastasen (wie auf Abb. 34) entstehen durch die Verlagerung des einseitig völlig abgerissenen Symphysenknorpels in den Raum zwischen die Schambeine. Auch von abgelösten Periostreifen können Knochenlamellen neugebildet werden. Die Kalkeinlagerungen in zerrissene Bänder und Muskeln sind als Degenerationsvorgang aufzufassen.

Die Heilung der KDBF erfolgt ebenfalls durch Verkalkung der zerrissenen Bänder. Von knöchernen Bandausrissen kann Callus gebildet werden. Das erste Auftreten der Verschattung fällt meistens in die vierte bis fünfte Woche. In unserem Material finden sich 18mal eindeutige Bandverkalkungen im Bereich der KDBF. Eine Verknöcherung der KDBF, wie sie beim M. Bechterew vorkommt, trat nie auf.

Bei zwei Fällen zeigten sich Verkalkungen im Bereich der ligg. sacrospinosa. In einem dieser Fälle, einer offenen SZ, hatte man bei der Versorgung gesehen, daß der ganze Beckenboden zerrissen war (Fall 26). Beim zweiten Verletzten konnte man schon auf den ersten Bildern erkennen, daß ein etwa 5 : 6 mm großes Knochenstück aus der spina ossis ischii oder aus dem Kreuzbein ausgebrochen und in die Mitte zwischen beiden verlagert war (Fall 13). Im ersten Fall kam es nach 18 Wochen zur beidseitigen Verkalkung (Abb. 28), im zweiten nach vier Wochen zur Kalkeinlagerung auf der verletzten Seite.

Die Heilung der gebrochenen Schambeine erfolgt mit zartem periostalem Callus, der schon in der dritten Woche sichtbar wird und den Bruchspalt meist in der vierten bis fünften Woche überbrückt. Die Heilung der Darmbeinschaufeln erfolgt wesentlich langsamer, wobei Lücken bestehen bleiben können (Abb. 29).

Nebenverletzungen der Extremitäten

Wie aus Tabelle 3 ersichtlich ist, waren von 104 Nebenverletzungen 36 (35%) an den Extremitäten lokalisiert, davon 23 (22%) am Bein und davon wieder 14 (14%) am Oberschenkel und der Hüfte. Es handelte sich um Hüftverrenkungen, Oberschenkelbrüche, Knieverrenkungen, Unterschenkel- und Fersenbeinbrüche, sowie Brüche und Verrenkungen des Fußes. Während Armverletzungen auf die Behandlung der SZ keinen Einfluß nehmen, sind Beinverletzungen für die Anlegung des Dauerzuges bedeutungsvoll, da die Wahl des Zuggewichtes in erster Linie so getroffen werden muß, daß eine Distraktion des Beinbruches vermieden wird.

Nebenverletzungen der Wirbelsäule

Verletzungen der Wirbelkörper sind im Rahmen von SZ nicht als typische Nebenverletzungen zu bezeichnen. Unter unseren Fällen finden sich nur zwei Verletzte mit Kompressionsbrüchen des ersten Lendenwirbelkörpers (bzw. ersten Lenden- und zwölften Brustwirbels), von denen einer nicht sicher frisch war. Eine sehr häufige Verletzung sind hingegen Brüche der Querfortsätze des vierten und fünften Lendenwirbels. Sie kommen so zustande, daß entweder die höhertretende Darmbeinschaufel den Querfortsatz abschert, oder daß er bei einer Kippung des Beckens vom lig. iliolumbale abgerissen wird. Das Bruchstück folgt dann der Verschiebung des Beckens (s. Abb. 14). Insgesamt waren in elf Fällen 19 Querfortsätze gebrochen. Viermal bestanden gleichzeitig neurologische Ausfälle im Bereich des Pl. lumbosacralis.

Nervenverletzungen

Nervenausfälle wurden bei vier Überlebenden und bei drei am Unfallstag gestorbenen Verletzten festgestellt. Bei einem Verletzten (Fall 26), der auswärts vorbehandelt worden war, bestand laut Befund primär eine Schädigung des N. femoralis und des Plexus lumbosacralis. Bei ihm mußte, wie schon erwähnt, wegen Inkontinenz eine Sphinkterplastik vorgenommen werden. Außerdem blieb eine Störung des Hautgefühles an der Lateralseite des linken Fußes zurück. Zwei der Überlebenden hatten

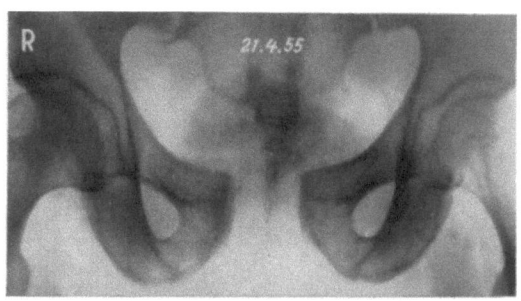

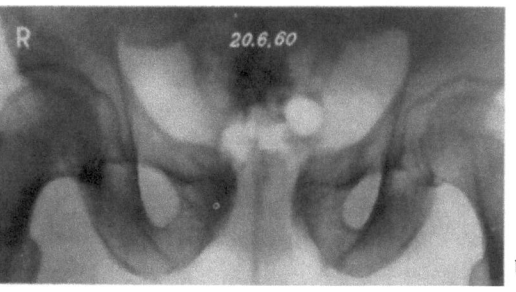

Abb. 27a—b. a) 21. 4. 1955, Röntgenbild nach Abschluß der Behandlung bei einer SZ mit Sprengung der rechten KDBF, entstanden am 2. 6. 1954 bei einem 59 Jahre alten Gutsverwalter durch Pferdesturz. Wegen eines Coronarinfarktes mußte die Beckenschwebe abgenommen werden. Die Diastase beträgt 35 mm (Fall 6); b) 20. 6. 1960, nach fünf Jahren keine Reaktion. Die Symphyse ist jedoch fest

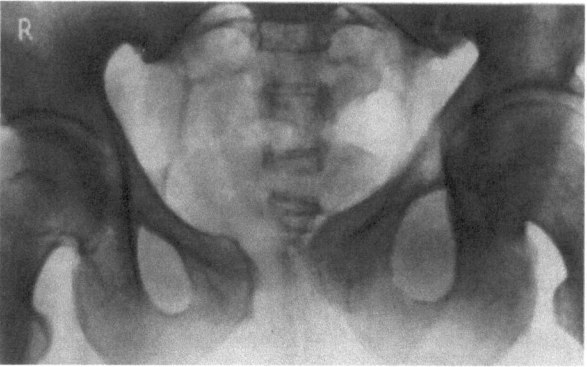

Abb. 28. Verkalkung beider ligg. sacrospinosa nach einer offenen SZ, entstanden am 26. 7. 1958 bei einem 29 Jahre alten Zimmermann durch Motorradsturz (Fall 26)

einseitige Peronäuslähmungen (Fall 12 und 57), bei einem (Fall 34) bestand ein Sensibilitätsausfall im Bereich des N. cutaneus femoris lat. Bei den drei Verstorbenen bestanden bei der Einlieferung Gefühlsstörungen bzw. Ausfälle der aktiven Beweglichkeit in beiden Füßen (Fall 30), beiden Unterschenkeln (Fall 74) und am Perineum sowie am lateralen Rand eines Fußes (Fall 76).

Die Häufigkeit der isolierten Lähmung des Peronäus durch unfallsbedingte Veränderungen, die eigentlich den ganzen Nervenstamm betreffen sollten, fällt auch bei Hüftverrenkungsbrüchen auf. Gewöhnlich wird diese Tatsache so erklärt, daß die an der Lateralseite des N. ischiadicus verlaufenden Peronäusfasern bei einer von medial einwirkenden Gewalt stärker gedehnt werden. Besser erscheint dem Verfasser die Annahme, daß es sich in diesen Fällen um einen sogenannten hohen Abgang

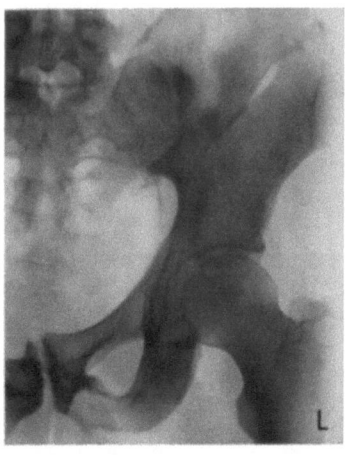

Abb. 29. Heilung eines Darmbeinbruches. Am 31. 3. 1950, fünf Jahre nach dem Unfall. Es ist eine Lücke bestehen geblieben. (Vgl. Abb. 20)

des Peronäus handelte, der nach LANZ und WACHSMUTH bei etwa 15% der Menschen vorkommt. Der Nerv zieht dann nicht als Teil des N. ischiadicus unter dem M. piriformis aus dem Becken, sondern durchbohrt den Muskel und vereinigt sich mit dem N. tibialis überhaupt nicht. Da er allein verläuft, kann er auch allein verletzt werden.

Die Heilungsaussicht der Nervenverletzungen ist schlecht. Besonders Peronäuslähmungen pflegen bestehen zu bleiben, was auch bei unseren beiden Fällen zutraf.

Verletzungen der abführenden Harnwege und intraperitonealer Organe

Harnorgane. Verletzungen von Blase und Harnröhre sind bei SZ so häufig, daß sie als typisch bezeichnet werden können. Die Blasenzerreißungen kommen jedoch nicht durch plötzliches Zusammenpressen und dadurch bedingtes Platzen des gefüllten Organes, wie bei den stumpfen Blasenrupturen, sondern meistens durch Anspießung durch Bruchstücke der Schambeine zustande. Es waren daher auch bei zehn Fällen die bis zu 40 mm langen Risse an der Ventralseite der Blase gelegen. Nur einmal handelte es sich um eine intraperitoneale Ruptur. Zerreißungen der Harnröhre wurden bei den nicht sofort Verstorbenen neunmal beobachtet. Die Verletzungen wurden bei allen 15 Patienten sofort erkannt und operativ versorgt. Es kam in zwei Fällen, bei denen gleichzeitig die Symphyse genäht wurde, zu Wundstörungen durch Infektion (Fall 39 und 70). Einer ist an dieser Infektion gestorben. In einem anderen Fall wurde nach vier Monaten durch Lithotrypsie ein Blasenstein entfernt (Fall 61). Ein sieben Jahre alter Knabe (Fall 59) wurde nach vier Wochen wegen Verdacht auf eine aufsteigende Pyelonephritis auf eine urologische Fachstation verlegt und dort geheilt. Von ihm und drei anderen Fällen wissen wir, daß sie noch ein bis zwei Jahre wegen einer Striktur der Harnröhre behandelt wurden. Die Heilungsaussichten dieser Verletzungsgruppe sind also mit einem Todesfall und einer Wundeiterung unter 15 Fällen (je 6,6%) besser als bei HAINZL, der unter 17 Fällen 5 Tote (29%) und 6 Infektionen (35%) beschreibt. Später auftretende Verengungen der Urethra kann man nicht als Komplikationen bezeichnen, die für die SZ kennzeichnend sind, da man bei jeder Harnröhrenzerreißung damit rechnen und eine vorbeugende Dehnungsbehandlung durchführen muß.

Intraperitoneale Organe. Unter den 60 überlebenden Verletzten hatten zwei eine Zerreißung eines intraperitonealen Organes. In einem Fall (12) handelte es sich um einen Mesenterialriß mit Sigmanekrose, bei dem vorübergehend eine Colostomie angelegt wurde und im zweiten Fall (52) um einen Dünndarmriß. Beide Verletzungen heilten nach ihrer Versorgung ohne Störungen.

Wegen Verdacht auf Bestehen einer stumpfen Bauchverletzung wurde eine Probelaparotomie vorgenommen (Fall 57).

Störungen des Heilungsverlaufes und Spätfolgen

Allgemeinstörungen Bei einem Verletzten, einem 45 Jahre alten Mann (Fall 12) kam es zu einer so schweren Fettembolie, daß er auf dem rechten Auge erblindete. Ein 59 Jahre alter Mann (Fall 6) erlitt vier Wochen nach dem Unfall einen Herzinfarkt, den er überlebte. Zwei Fälle (10, 32) erkrankten an einer Thrombophlebitis.

Harnwege. Die beiden Fälle mit Pyelonephritis bzw. Blasenstein wurden schon erwähnt. Bei einem dritten Verletzten, einem 43 Jahre alten Mann (Fall 45) ging während der Behandlung ein Harnleiterstein ab. Ein anderer Patient berichtete, daß ihm im Mai 1960 ein Stein aus der linken Niere entfernt worden war. Ob mit der im Jahre 1946 behandelten SZ ein Zusammenhang besteht, kann nicht beantwortet werden.

Hüftgelenk. Bei einem unserer Fälle (68) kam es nach einer offenen SZ mit Eröffnung des rechten Hüftgelenkes zu einer Infektion des Gelenkes, die jedoch, im Beckenbeingipsverband beherrscht werden konnte. Bei der Nachuntersuchung war der Hüftgelenksspalt verengt und die Kopfoberfläche unregelmäßig. Es besteht eine Beugekontraktur von 10°. Die Hüfte ist nach jeder Richtung kaum ein Viertel eingeschränkt. Der Mann arbeitet als Transportarbeiter.

Zwei unserer Verletzten bekamen eine Nekrose des Schenkelkopfes (Fall 45 und 50). Während es sich im Fall 50 bei einem pertrochantären Bruch um eine echte Nekrose durch Ernährungsstörung des Kopfes handelt, bestand im Fall 45 eine Hüftverrenkung (s. Abb. 8 und 30). Gewöhnlich kommt es nach dieser Verletzung zu keiner Nekrose. In unserem Fall, der erst am Tag nach dem Unfall in unser Krankenhaus eingeliefert wurde, war die Verrenkung auswärts nicht erkannt worden. Durch die Kompression der Knochenbälkchen durch mehr als 24 Stunden und Ernährungsstörung des Gelenksknorpels kam es nach der Belastung zum neuerlichen Einbrechen der Spongiosa.

Todesfälle

Von unseren 76 Fällen sind 20 (26,3%) gestorben, und zwar 16 noch am Tag des Unfalles (21,1%) und vier (5,2%) am dritten bis 90. Tag. Die Todesursachen der erstgenannten 16 Fälle stehen im Zusammenhang mit den schweren Mit- und Nebenverletzungen.

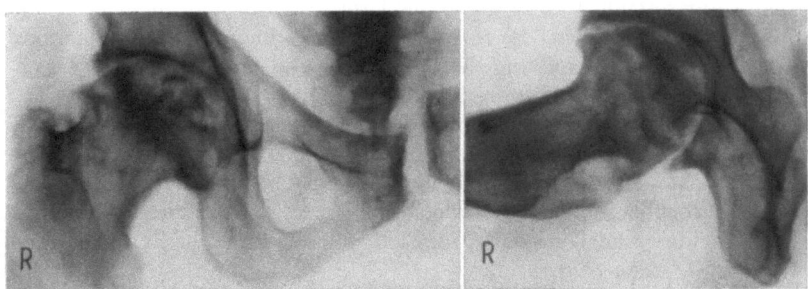

Abb. 30. a.p. und Seitenaufnahme der rechten Hüfte von Fall 45 (Abb. 8), vom 27. 6. 1957, 18 Monate nach dem Unfall. Der Schenkelkopf ist in der a.p.-Aufnahme abgeflacht und zeigt starke Randwülste. Der Hüftgelenksspalt ist unregelmäßig. Die Struktur ist fleckig, der Aufbau des Spongiosagerüstes nicht mehr zu erkennen. In der caudalen Hälfte des Kopfes ein Einbruch.

So fanden sich bei ihnen zwei Schädel-, vier Brustkorb-, sieben Darmverletzungen, eine Milz- und eine Nierenzerreißung, acht Blasen- bzw. Harnröhrenverletzungen, drei Nerven- und eine Gefäßschädigung sowie 17 Extremitätenverletzungen, darunter zwei Hüftverrenkungen und ein Hüftverrenkungsbruch. Dreimal handelte es sich um offene SZ.

Der Tod trat im Durchschnitt nach zwei Stunden und 50 Minuten ein. Die kürzeste Zeit waren 15 Minuten nach der Einlieferung, die längste fünf Stunden. Mit Ausnahme zweier Fälle, die nach 15 bzw. 20 Minuten gestorben sind, konnte die Versorgung der Verletzungen nach Schockbekämpfung bei allen anderen 14 Fällen begonnen und bei 13 davon auch abgeschlossen werden. Ein Verletzter ist während der Operation gestorben.

Unter den Todesursachen dieser noch am Unfalltag gestorbenen 16 Fälle steht Fettembolie mit acht Fällen (50%) an der Spitze. Die Obduktion ergab bei allen schwere Anschoppung der Lungengefäße mit Fett und subendokardiale Blutungen. Als nächstes folgt Herzversagen mit fünf Fällen (31%). Zwei Verletzte starben an Schädeltraumen (13%) und einer (6%) an einer Lungenverletzung.

Der Tod der vier nicht am ersten Tag verstorbenen Fälle trat einen Tag bis drei Monate nach der Verletzung ein, und zwar je einmal an Hirnquetschung und Herzversagen und bei zwei operierten Fällen je einmal an Sepsis und Beckenvenenthrombose.

Eine Aufschlüsselung der 20 Todesfälle zeigt, daß die Sterblichkeit in den letzten zehn Jahren um ein Drittel gesunken ist. Dieser Erfolg ist in erster Linie der modernen Technik der Schockbekämpfung und Anästhesie zu danken (Abb. 31).

Anzeigestellung zur Operation

Wegen der zahlreichen Nebenverletzungen, die manchmal die entsprechende Anlegung oder Belassung der Beckenschwebe und des Dauerzuges erschweren, muß man sich die Frage vorlegen, ob nicht doch in Einzelfällen die Operation vorgezogen werden sollte. Wie noch bei den Ergebnissen der Nachuntersuchungen gezeigt werden soll, führen jedoch auch bleibende Diastasen von 25 bis 30 mm und Stufen zu keinen Störungen, so daß aus diesem Grund keine Operation vorgenommen werden muß.

Es bleiben nach unserer Erfahrung nur zwei Anzeigen zur Operation bestehen. Das heißt, die Operation ist dann unbedingt auszuführen, wenn Risse der Harnblase oder des Harnleiters oder Verletzungen der Samenwege nicht versorgt werden können, solange die Symphyse klafft.

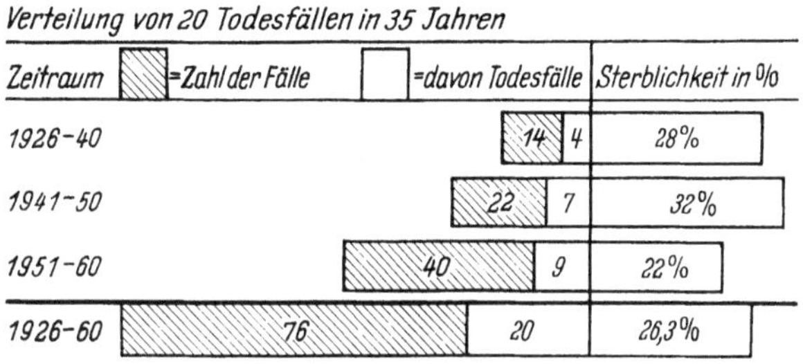

Verteilung von 20 Todesfällen in 35 Jahren			
Zeitraum	▨ =Zahl der Fälle	☐ =davon Todesfälle	Sterblichkeit in %
1926–40	14	4	28%
1941–50	22	7	32%
1951–60	40	9	22%
1926–60	76	20	26,3%

Abb. 31. Verteilung der 20 Todesfälle in 35 Jahren

Die Operation kann man vornehmen, wenn ein Pfannenbruch im kranialen Teil der Pfanne besteht und aus anderen Gründen eine Eröffnung des Bruches notwendig ist. Vorher muß eine eventuelle Hüftverrenkung beseitigt werden.

Auch in einem Fall (Fall 66, Abb. 22), bei dem nach drei Monaten keine Heilung der SZ eingetreten ist, wird man die Operation vornehmen. KNOFLACH berichtete 1938 über eine Patientin mit einer Diastase von 4 cm, die ebenfalls nach drei Monaten operiert werden mußte, weil die SZ nicht geheilt war. Es ist leider nicht bekannt, ob bei ihr außer den SZ noch andere Beckenringbrüche bestanden.

Wenn man sich aus einer anderen als der angeführten Indikationen zur Symphysennaht entschließt, soll man möglichst den Rückgang des Blutergusses abwarten und erst nach zwei Wochen operieren. Auch nach der Operation muß der Verletzte zwölf Wochen liegen, da ja nicht nur eine SZ, sondern in den meisten Fällen auch eine Sprengung des Beckenringes an anderer Stelle besteht, die vor der Belastung abheilen soll.

Behandlungsergebnisse

Von den 56 Überlebenden wurden 52 mit der bei uns geübten konservativen Behandlung der SZ in der Beckenschwebe mit Dauerzug behandelt und vier operiert. Bei Behandlungsbeginn hatten 33 Fälle (59%) eine Diastase von mehr als 20 mm und nur 23 (41%) weniger. 51mal (91%) konnte Annäherung der Schambeine auf mindestens 20 mm erreicht werden. Nur in fünf Fällen (9%) blieb eine Diastase von mehr als 20 mm bestehen, weil die Behandlung wegen Nebenverletzungen oder Komplikationen (Colostomie, Herzinfarkt, Thrombose usw.) nicht in der entsprechenden Dauer durchgeführt werden konnte, oder weil es sich um eine alte Verletzung handelte. Eine vergleichende Übersicht der Behandlungsergebnisse zeigt Tabelle 11.

Tabelle 11. *Übersicht über die Behandlungsergebnisse bei 56 überlebenden Verletzten mit Symphysenzerreißungen*

Primäre Diastase	Zahl der Fälle	Davon hatten bei Abschluß der Behandlung Diastase von mm					
		0—5	6—10	11—15	16—20	21—25	42
6—10 mm	7 = 13%	6 (86%)	1 (14%)				
11—15 mm	11 = 19%	4 (36,4%)	6 (54,6%)	1 (9%)			
16—20 mm	5 = 9%	1 (20%)	2 (40%)	2 (40%)			
21—25 mm	11 = 19%	2 (18,2%)	2 (18,2%)	4 (36,4%)	2 (18,2%)	1 (9%)	
26—30 mm	8 = 14%	2 + 1 op (37,5%)	3 (37,5%)	2 (25%)			
31—35 mm	4 = 7%	2 (50%)	1 (25%)			1 (25%)	
36—40 mm	1 = 2%	1 op (100%)					
41—45 mm	5 = 9%		1 op (20%)	1 (20%)		2 (40%)	1 (20%)
80 mm	1 = 2%				1 (100%)		
85 mm	1 = 2%		1 op (100%)				
Verkürzung	1 = 2%	1 (100%)					
unbekannt (ausw. vorbehandelt)	1 = 2%		1 (100%)				
Summe:	56 = 100%	20 = 36%	18 = 32%	10 = 18%	3 = 5%	4 = 7%	1 = 2%
		Weniger als 20 mm: 51 = 91%				Über 20 mm: 5 = 9%	

Die Behandlungsdauer betrug bei den fünf isolierten SZ durchschnittlich fünf Wochen stationär und anschließend noch zwei bis drei Wochen ambulant. Die Fälle mit Nebenverletzungen eines oder beider Beine waren bis 18 Wochen stationär (Durchschnitt 14 Wochen) und bis zu vier Monaten ambulant. Bei Fällen mit Nebenverletzungen der oberen Extremitäten oder des Stammes war bei annähernd gleicher stationärer Behandlungsdauer die ambulante Nachbehandlung nur zwei bis drei Monate lang. Bei der Dauer der stationären Behandlung ist der Aufent-

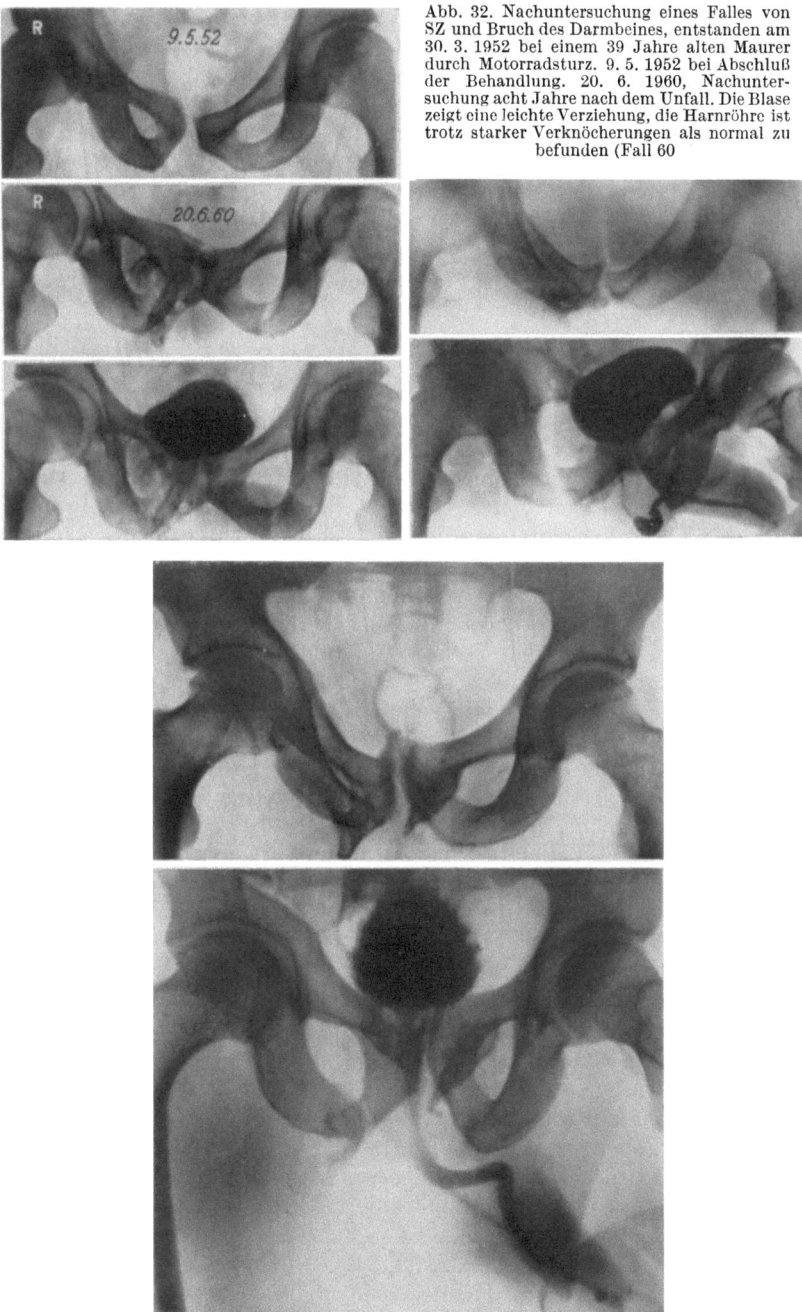

Abb. 32. Nachuntersuchung eines Falles von SZ und Bruch des Darmbeines, entstanden am 30. 3. 1952 bei einem 39 Jahre alten Maurer durch Motorradsturz. 9. 5. 1952 bei Abschluß der Behandlung. 20. 6. 1960, Nachuntersuchung acht Jahre nach dem Unfall. Die Blase zeigt eine leichte Verziehung, die Harnröhre ist trotz starker Verknöcherungen als normal zu befunden (Fall 60

Abb. 33. Nachuntersuchung eines Falles mit SZ mit Bruch des Darmbeines, entstanden am 21. 3. 1956 bei einem 50 Jahre alten Gerüstbauer durch Absturz aus 8 m Höhe. Am 25. 6. 1960, vier Jahre nach dem Unfall, starke Verknöcherungen. Normales Miktionsbild (Fall 63)

halt in unserem Wiederherstellungszentrum zur Übungstherapie inbegriffen.

Berentung. Von den nach 1945 behandelten überlebenden 40 Fällen lag bei 17 ein versicherter Arbeitsunfall vor. Von diesen hatten neun (53%) schwere Nebenverletzungen und beziehen eine Dauerrente von 20 bis 70%, die 70%ige Rente bezieht ein Verletzter mit Peronäuslähmung. Die anderen hatten Knochenbrüche, Blasen, Harnröhren- oder Darmverletzungen. Einer ist durch Fettembolie einseitig erblindet. Alle anderen acht Fälle (48%) hatten keine schweren Nebenverletzungen. Sie bekamen nur vorübergehende Renten in der Höhe von 20 bis 30% für sechs bis zwölf Monate.

Nachuntersuchung

Um die Frage zu klären, ob größere Diastasen oder Stufen später noch Störungen verursachen können, wurden 15 Verletzte, bei denen ursprünglich keine Verletzungen der ableitenden Harnwege bestanden hatten, nach einer Zeit von zwei bis 14 Jahren nach dem Unfall nachuntersucht. Die Verletzten wurden klinisch und röntgenologisch untersucht und außerdem eine Kontrastdarstellung der Harnröhre nach dem Verfahren von MAHRBERGER vorgenommen, um spätere Schädigungen der Harnwege durch Verknöcherungen oder Narbenzug zu erfassen.

Gang. Bei keinem der Verletzten fanden wir Gangstörungen, die nicht schon unmittelbar nach dem Unfall durch Nervenstörungen bestanden hatten (zwei Fälle mit Peronäuslähmung).

Röntgenuntersuchung. Neben den bereits beschriebenen Veränderungen, die sich als Folge der SZ zu bilden pflegen, waren keine sicher unfallsbedingten Arthrosen an der Wirbelsäule, den Hüft- oder Kniegelenken festzustellen.

Harnorgane. 14 Verletzte gaben an, beim Urinieren keine Beschwerden zu haben. Ein jetzt 47 Jahre alter Mann klagte, daß er gegen Ende der Miktion stärker pressen müsse (Fall 60). Sein Spontanharn war klar und unauffällig. Der leicht ausführbare Katheterismus ergab 10 cm^3 eines ebensolchen Harnrestes. Bei keinem der anderen Verletzten war Restharn festzustellen und der Katheter konnte immer ohne wesentliche Schwierigkeiten eingeführt werden.

Röntgenologisch zeigte die Harnblase bei acht Fällen (53%) eine leichte Verziehung, die wahrscheinlich auf Verwachsungen durch das Bruchhämatom zurückzuführen ist. Das Miktionsbild der Harnröhre ergab in 13 Fällen einen normalen Befund. Auch im Falle des obenerwähnten Patienten. Zwei Männer konnten auf dem Röntgentisch nicht urinieren. Unter den untersuchten Fällen befanden sich solche mit Bestehenbleiben einer Diastase von mehr als 20 mm und solche mit stärksten Verkalkungen (Abb. 32, 33, 34).

Subjektive Beschwerden. Keiner der Verletzten klagte über Schmerzen im Bereich der Symphyse. Zehn gaben an, daß sie bei Witterungswechsel, beim Tragen schwerer Lasten oder beim Sitzen Schmerzen im Kreuz hätten.

Drei der noch nicht mehr als 50 Jahre alten Männer sagten, daß sie seit dem Unfall Potenzstörungen hätten. Es handelte sich um verminderte Libido, weniger starke Erektion und Ejaculatio praecox, also Beschwerden, die — wenn sie nicht psychischer Natur sind — durch primäre Nervenschädigung entstanden sein können.

Wenn man die Ergebnisse der Nachuntersuchung zusammenfaßt, kann man sagen, daß auch Bestehenbleiben einer Diastase von 30 mm keine späteren Störungen verursacht. Man kann daher in der Behand-

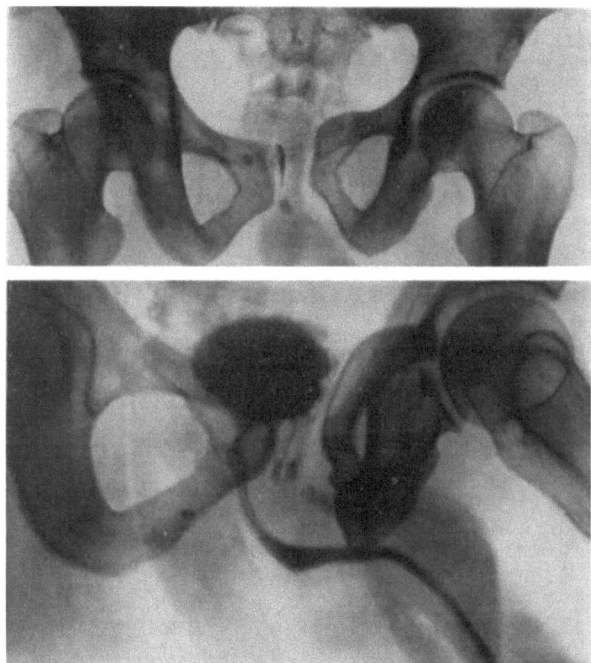

Abb. 34. Nachuntersuchung eines Falles von SZ mit Sprengung einer KDBF, entstanden am 23. 4. 1953 bei einem 45 Jahre alten Lagerleiter durch Einklemmung. Am 25. 6. 1960, sieben Jahre nach dem Unfall, besteht eine Diastase von 20 mm und geringe Kalkeinlagerungen. Normales Miktionsbild
(Fall 12)

lung eventuellen schweren Nebenverletzungen unbedenklich den Vorzug geben, da einerseits auch spätere Behandlung der Symphyse zum Erfolg führt und auch eine nicht völlige Wiederherstellung der anatomischen Stellung keine Störungen der Funktion mit sich bringt. Trotzdem ist bei jeder SZ mit einer primären Diastase von mehr als 15 mm eine Ruhigstellung von zwölf Wochen zu verlangen, da eine so lange Zeit erforderlich ist, um die einzelnen Teile des Beckenringes wieder so fest miteinander zu verbinden, daß sie belastungsfähig sind.

Literatur

BENNINGHOFF, A.: Lehrbuch der Anatomie des Menschen. Wien-Innsbruck: Urban & Schwarzenberg 1949.
BÖHLER, L.: Die Technik der Knochenbruchbehandlung. 12./13. Aufl. Wien: W. Maudrich 1951—1957.
BRUNNER, W.: Geburtsh. u. Frauenheilk. 11, 835—837 (1951).
BÜRKLE DE LA CAMP, H.: Handbuch der gesamten Unfallheilkunde, Bd. III. Stuttgart: Ferdinand Enke 1956.
CHAPCHAL, G.: in Handbuch der Orthopädie, Bd. IV/1, S. 508—541. Stuttgart: Georg Thieme 1960.
DRESCHER, X: Arch. orthop. Unfall-Chir. 40, 439—445 (1940).
EHALT, W.: Verletzungen bei Kindern und Jugendlichen. Stuttgart: Ferdinand Enke 1961.
— : Unfallchirurgie im Röntgenbilde. Wien: W. Maudrich 1949.
ENGEL, G.: Zbl. Chir. 79, 450—456 (1954).
FUCHSIG, P.: Zbl. Chir. 11, 587—590 (1938).
GRASHEY, R., u. R. BIRKNER: Atlas typischer Röntgenbilder vom normalen Menschen, 9. Aufl. München—Berlin: Urban & Schwarzenberg 1955.
HAINZL, H.: Bruns' Beitr. klin. Chirur. 197, 447—462 (1958)
HIRSCH, X: Bruns' Beitr. klin. Chir. 132, 441 (1924).
IMHÄUSER, G.: in Handbuch der Orthopädie, Bd. II, 1047, 1102. Stuttgart: Georg Thieme 1958.
KNOFLACH, J. G.: Zbl. Chir. 65, 479 (1938).
— : Dtsch. Z. Chir. 240, 751 (1933).
KRÖMER, K.: Zbl. Chir. 65, 478—479 (1938).
LANGE, M.: Lehrbuch der Orthopädie und Traumatologie. Stuttgart: Ferdinand Enke 1960.
MARBERGER, H.: Chir. Praxis 1958, 237—244.
MÜLLER-OSTEN, W.: Langenbecks Arch. Orthop. Chir. 40, 185—189 (1939).
— : Dtsch. Mil. Arzt 4, 361—367 (1939).
ORATOR, V.: Arch. f. klin. Chir. 124, 387 (1923).
POIGENFÜRST, J.: Zbl. Chir. 41, 1675—1678 (1959).
— : Hefte z. Unfallheilk., H. 65, 6—18 (1960).
SATANOVSKY, S., u. S. ZEIGNER: Rev. Orthop. 7, 295—302 (1938).
SCHAAP, C.: Ned. T. Geneesk. 1937, 2510—2514.
SCHMORELL, E.: in Handbuch der Orthopädie, Bd. II, S. 1120—1136. Stuttgart: Georg Thieme 1958.
SIGAUD, J., Lyon chir. 35, 242—248 (1938).
SLANY, A.: Chirurg 13, 723—726 (1941).
SOMMER, G.: Bruns' Beitr. klin. Chir. 165, 607—618 (1937).
VORSCHÜTZ, X: Zbl. Chir. 64, 2755—2756 (1937).
WERWATH, K.: Zbl. Chir. 65, 2059—2060 (1938).
WESTERBORN, A.: Acta chir. scand. 63, Suppl. 8, 1—375 (1928).

SPRINGER-VERLAG · BERLIN · GÖTTINGEN · HEIDELBERG

Wundheilungsprobleme

Von Professor Dr. med. WERNER BLOCK,
Chefarzt der Chirurgischen Abteilung des
St. Gertrauden-Krankenhauses Berlin-Wilmersdorf.
Mit 7 Abbildungen. VI, 51 Seiten Gr.-8°. 1959.
Steif geheftet DM 9,60

Diese klinische Studie stützt sich auf die großen eigenen Erfahrungen des Verfassers und beschäftigt sich vorwiegend mit den in den letzten Jahren häufiger beobachteten Wundheilungsproblemen nach Laparotomien. Die normale Wundheilung und ihre physiologischen Bedingungen werden unter den neuzeitlichen Aspekten, der Pathophysiologie des Eiweiß- und Wasserhaushaltes aufgezeigt und anschließend die Störungen der Wundheilung, ihre Ursachen und Möglichkeiten abgehandelt. Hierbei werden namentlich die iatrogen bedingten Schäden, wie z. B. die Art der Betäubung, der Einfluß der Sulfonamide und Antibiotica, der Noxine, der elektrothermischen und Talkumschäden kritisch betrachtet und die Therapie der Wunddeshiscenzen in knapper, aber übersichtlicher Weise dargestellt. Insgesamt bietet dieses Werk, das sich durch seine Sachlichkeit und sein kritisches Urteil auszeichnet, eine Fülle von beherzigenswerten Anregungen, wie man sie in vielen Lehrbüchern nicht findet. Die Vielfalt der klinischen Probleme der Wundheilung werden von den verschiedensten Gesichtspunkten aus beleuchtet und trotzdem in sehr komprimierter und abgeklärter Weise gebracht, so daß die Absicht des Verfassers, die Diskussion über die vielschichtigen Fragen der Wundheilung zu fördern und anzuregen, in jeder Weise als erfüllt anzusehen ist.

Der Chirurg

MIX
Papier aus verantwortungsvollen Quellen
Paper from responsible sources
FSC® C105338

If you have any concerns about our products,
you can contact us on
ProductSafety@springernature.com

In case Publisher is established outside the EU,
the EU authorized representative is:
**Springer Nature Customer Service Center GmbH
Europaplatz 3, 69115 Heidelberg, Germany**

Printed by Libri Plureos GmbH
in Hamburg, Germany